Haferflocken Rezepte

Jeden Tag gesund und kreativ genießen mit einer Vielfalt an Haferrezepten für Energie und Wohlbefinden - Ihre Mahlzeiten neu erfunden

Johanna Solis

Inhaltsverzeichnis

Einführung

Einführung in Hafermehl: Geschichte und ernährungsphysiologische Vorteile

Das Korn, das heute in vielen Haushalten auf der ganzen Welt zu finden ist, hat eine reiche und vielfältige Geschichte. Ursprünglich in der Region des Nahen Ostens kultiviert, breitete sich Hafer durch die Migration der Völker über Europa aus und fand vor allem in kälteren Klimazonen, wo andere Getreidearten weniger gedeihen konnten, einen idealen Nährboden. Dieses robuste Getreide wurde schnell zu einem essentiellen Bestandteil der Ernährung in diesen Regionen.

In der mittelalterlichen Ära etablierte sich Hafer als wichtiger Energielieferant für die damalige Bevölkerung, die intensiver körperlicher Arbeit nachging. Mit dem Eintritt in die industrielle Revolution und den Fortschritt in den landwirtschaftlichen Techniken nahm die Vielfalt der Haferprodukte zu. In der heutigen Zeit wird Hafermehl in zahlreichen Varianten angeboten, von grob geschrotet bis fein gemahlen, und hat sich als äußerst vielseitig in der modernen Küche erwiesen.

Die ernährungsphysiologischen Vorzüge dieses Getreides sind umfangreich. Hafer ist besonders bekannt für seinen hohen Gehalt an löslichen Ballaststoffen, insbesondere Beta-Glucan, das nachweislich den Cholesterinspiegel senken kann. Diese speziellen Fasern unterstützen nicht nur die Herzgesundheit, sondern regulieren auch den Blutzuckerspiegel und fördern das Sättigungsgefühl. Dieses Getreide ist zudem reich an essenziellen Vitaminen und Mineralstoffen, darunter B-Vitamine, Eisen und Magnesium.

Neben seinen Vitaminen und Mineralstoffen bietet Hafer antioxidative Eigenschaften durch Avenanthramide, spezielle Antioxidantien, die entzündungshemmende Effekte haben. Diese Eigenschaften machen Hafer besonders wertvoll für ernährungsbewusste Menschen und solche, die eine entzündungshemmende Diät verfolgen.

Kulinarisch gesehen lässt sich das Mehl aus diesem vielseitigen Korn in einer breiten Palette von Rezepten verwenden. Es ist eine hervorragende Basis für Brot und Gebäck, bereichert Teigmischungen für Pfannkuchen und Waffeln und dient als Grundlage für nahrhafte Smoothies. Aufgrund seiner gelartigen Konsistenz beim Kochen eignet sich Hafermehl zudem hervorragend als Bindemittel in vegetarischen und veganen Gerichten.

Die vielseitigen Einsatzmöglichkeiten von Hafer in der Ernährung spiegeln sich auch in seiner kulturellen Bedeutung wider. In vielen Ländern gibt es traditionelle Gerichte, die auf diesem Getreide basieren, und jede Kultur hat ihre eigenen Varianten entwickelt, die von lokalen Geschmacksrichtungen und verfügbaren Zutaten beeinflusst sind.

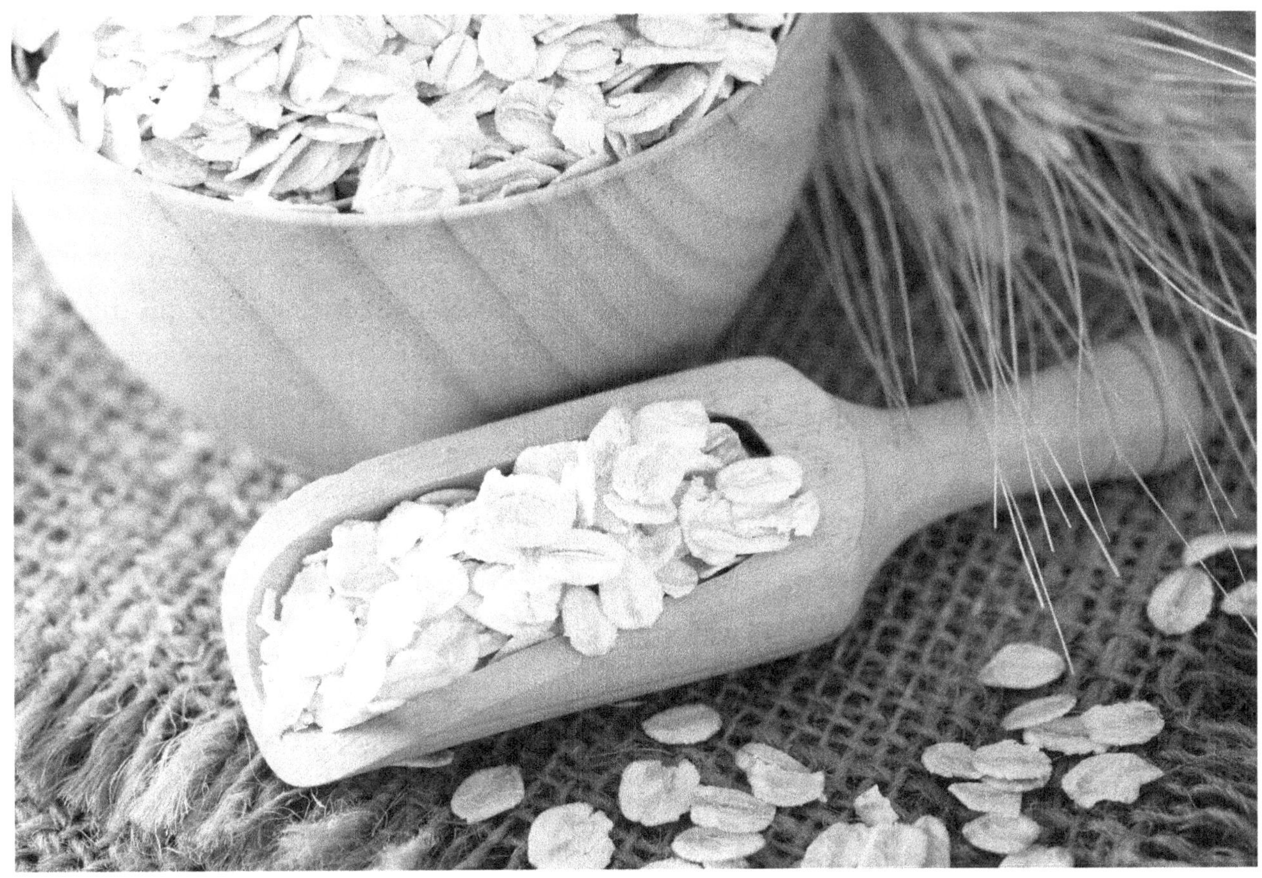

Kapitel 1: Grundlagen der Hafermehlzubereitung und -lagerung

Grundtechniken der Zubereitung.

Die Zubereitung dieses vielseitigen Korns beginnt mit der Auswahl der richtigen Sorte. Hafer kommt in verschiedenen Formen vor, von ganzem Korn bis hin zu Flocken und Mehl, wobei jede Form spezifische Verwendungsmöglichkeiten und Zubereitungsmethoden bietet. Um die kulinarischen Qualitäten des Hafers vollständig zu nutzen, ist es essenziell, die Besonderheiten jeder Form zu verstehen.

Ganzer Hafer, oft als Groats bekannt, stellt die ursprünglichste Form dar und erfordert eine längere Kochzeit. Die Groats werden üblicherweise über Nacht eingeweicht, um die Kochzeit zu verkürzen und die Verdaulichkeit zu verbessern. Einweichen wirkt sich nicht nur positiv auf die Textur aus, sondern fördert auch die Freisetzung von Nährstoffen, die sonst schwer zugänglich wären.

Nach dem Einweichen kann der Hafer gekocht werden, bis er eine weiche Konsistenz erreicht. Diese Methode ist ideal, um ein nahrhaftes Porridge zu bereiten, das dann nach Belieben mit Früchten, Nüssen oder Gewürzen verfeinert werden kann. Die Kochzeit variiert je nach gewünschter Konsistenz und kann zwischen 15 bis 30 Minuten liegen.

Haferflocken, die durch Dämpfen und Walzen der Groats hergestellt werden, sind in der Zubereitung schneller und vielseitiger. Sie können direkt mit heißem Wasser oder Milch übergossen werden, um in wenigen Minuten ein schmackhaftes Frühstück zu zaubern. Die Kombination von Haferflocken mit Joghurt oder Quark zu einem Overnight Oats Frühstück ist eine beliebte Methode, die besonders praktisch für einen schnellen Start in den Tag ist.

Ein weiteres beliebtes Verfahren ist das Backen mit Hafermehl. Hafermehl kann als Ersatz oder Ergänzung zu herkömmlichem Weizenmehl verwendet werden, um Brote, Kuchen und Kekse herzustellen. Die Verwendung von Hafermehl im Backprozess trägt nicht nur zur Nährstoffdichte der Backwaren bei, sondern verleiht ihnen auch eine angenehme Textur und einen dezent nussigen Geschmack.

Eine weniger bekannte, aber ebenso nützliche Technik ist das Anrösten des Hafers vor seiner weiteren Verwendung. Durch leichtes Anrösten in einer trockenen Pfanne können die natürlichen Aromen intensiviert und die Textur verbessert werden. Dies ist besonders vorteilhaft, wenn der Hafer später in Gerichten wie Müsli oder Granola verwendet wird.

Neben diesen herkömmlichen Methoden gibt es auch innovative Ansätze wie das Fermentieren von Hafer. Fermentierter Hafer ist eine hervorragende Basis für vegane Milchersatzprodukte oder saure Teige. Die Fermentation nicht nur verbessert die Verdaulichkeit des Hafers, sondern erhöht auch die Verfügbarkeit der Nährstoffe und fügt eine reiche Geschmackskomponente hinzu.

Diese verschiedenen Techniken der Zubereitung zeigen die Bandbreite und Vielseitigkeit von Hafer als Zutat. Durch das Meistern dieser Grundlagen kann jeder Koch die besten Eigenschaften dieses nahrhaften Korns in einer Vielzahl von Gerichten zur Geltung bringen.

Lagermethoden zur Frischerhaltung.

Eine sachgerechte Lagerung ist entscheidend, um die Frische und Nährstoffqualität des Korns zu bewahren. Durch die richtige Aufbewahrung lässt sich auch die Haltbarkeit des Produkts verlängern, was besonders in Haushalten, die Wert auf eine gesunde Ernährung legen, von Vorteil ist.

Das Getreide sollte in einem kühlen, trockenen Ort aufbewahrt werden. Die Verwendung von luftdichten Behältern ist hierbei ideal, um die Einwirkung von Feuchtigkeit und Luft zu minimieren, die beide die Qualität beeinträchtigen können. Bei der Lagerung in der Speisekammer oder in einem Schrank sollten die Behälter fern von stark riechenden Lebensmitteln platziert werden, da Hafer Gerüche absorbieren kann.

Für eine noch längere Haltbarkeit kann das Korn auch im Kühlschrank oder Gefrierfach gelagert werden. Diese Methode ist besonders empfehlenswert, wenn die Umgebungstemperatur tendenziell höher ist oder wenn das Produkt über einen längeren Zeitraum gelagert werden soll. In kühleren Umgebungen bleibt die Qualität über Monate hinweg erhalten, ohne dass ein Verlust an Geschmack oder Nährwerten zu befürchten ist.

Eine weitere effektive Methode zur Erhaltung der Frische ist das Vakuumieren. Durch das Entfernen der Luft aus den Lagerbehältern wird die Oxidation stark reduziert, was die Lagerzeit deutlich verlängert. Vakuumversiegelte Beutel sind daher eine ausgezeichnete Wahl für die Lagerung von Haferflocken oder Mehl, da sie vor Feuchtigkeit und Schädlingen schützen und den Platzbedarf minimieren.

Es ist ebenfalls von Bedeutung, die Charge regelmäßig zu überprüfen und alte Bestände zuerst zu verwenden. Diese Rotation sichert nicht nur eine konstante Qualität, sondern verhindert auch Lebensmittelverschwendung. Das Datum des Einkaufs oder der Verpackung sollte klar auf den Behältern vermerkt sein, um diese Praxis zu erleichtern.

Für diejenigen, die großen Wert auf Nachhaltigkeit legen, ist es möglich, wiederverwendbare Behälter aus Glas oder Metall zu verwenden. Diese Optionen sind nicht nur umweltfreundlich, sondern auch gesundheitlich unbedenklich, da sie keine schädlichen Chemikalien an das Getreide abgeben.

Indem man diese Lagerungsmethoden befolgt, kann man sicherstellen, dass die wertvollen Eigenschaften des Hafers erhalten bleiben und jederzeit für die Zubereitung nahrhafter Mahlzeiten zur Verfügung stehen. Durch die Aufmerksamkeit auf solche Details wird die Küche zu einem Ort, an dem Gesundheit und Genuss Hand in Hand gehen.

Kapitel 2: Frühstück mit Hafermehl: Innovatives Porridge

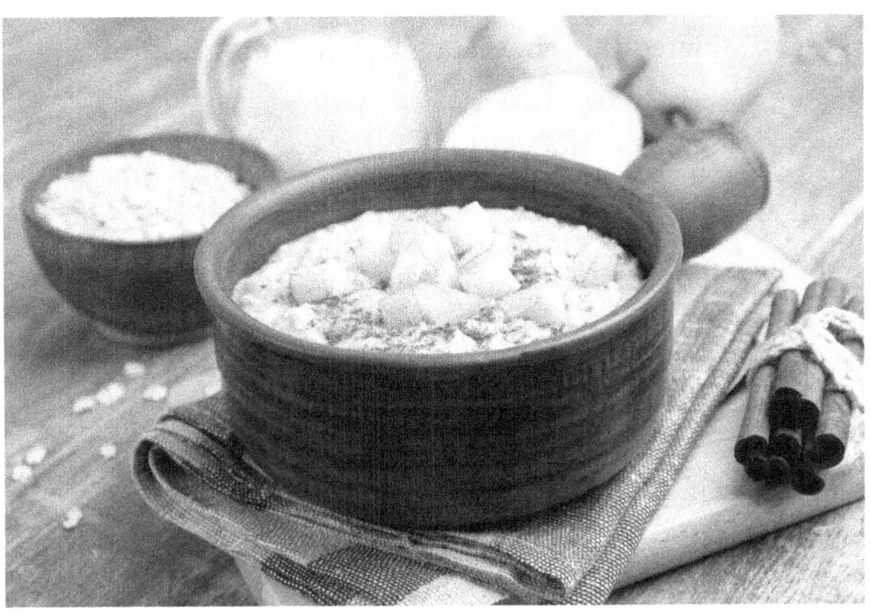

Zubereitungszeit: 10 Minuten | **Kochzeit:** 15 Minuten | **Portionen:** Für 2

Schwierigkeit: Einfach

Zutaten:

- 100 g Haferflocken
- 250 ml Mandelmilch
- 1 reife Birne, gewürfelt
- 1/2 TL Zimt
- 1 Prise Muskat
- 1 EL gehackte Walnüsse
- 1 EL Honig

Zubereitung:

1. Mandelmilch in einem Topf zum Kochen bringen.
2. Haferflocken und Zimt hinzufügen und bei mittlerer Hitze köcheln lassen.
3. Nach 5 Minuten die gewürfelte Birne und Muskat hinzufügen und weiterköcheln lassen, bis der Hafer weich ist.
4. Vom Herd nehmen und den Honig einrühren.

5. In Schalen servieren und mit gehackten Walnüssen garnieren.

Nährwerte (pro Portion): Kalorien: 295 | Fett: 9g | Kohlenhydrate: 49g | Protein: 6g | Zucker: 15g | Natrium: 30mg

2. Kokosnuss-Kurkuma-Porridge

Zubereitungszeit: 5 Minuten | **Kochzeit:** 15 Minuten | **Portionen:** Für 2

Schwierigkeit: Einfach

Zutaten:

- 100 g Haferflocken
- 400 ml Kokosmilch
- 1 TL Kurkuma
- 1/2 TL Ingwerpulver
- 1 EL Chiasamen
- 2 EL Kokosraspeln
- 1 EL Ahornsirup

Zubereitung:

1. Kokosmilch in einem Topf zum Kochen bringen.
2. Haferflocken und Kurkuma hinzufügen und auf kleiner Flamme köcheln lassen.
3. Ingwerpulver und Chiasamen nach 10 Minuten hinzufügen.
4. Vom Herd nehmen und Ahornsirup einrühren.
5. Mit Kokosraspeln bestreuen und servieren.

Nährwerte (pro Portion): Kalorien: 315 | Fett: 18g | Kohlenhydrate: 35g | Protein: 6g | Zucker: 8g | Natrium: 15mg

Zubereitungszeit: 5 Minuten | **Kochzeit:** 10 Minuten | **Portionen:** Für 2

Schwierigkeit: Einfach

Zutaten:

- 100 g Haferflocken
- 300 ml Wasser
- 100 ml Vanille-Sojamilch
- 1/2 TL Vanilleextrakt
- 100 g gemischte Beeren (frisch oder gefroren)
- 1 EL Mandelsplitter
- 2 TL Agavendicksaft

Zubereitung:

1. Wasser und Vanille-Sojamilch in einem Topf zum Kochen bringen.
2. Haferflocken und Vanilleextrakt hinzufügen und umrühren.
3. Bei mittlerer Hitze 5 Minuten köcheln lassen, bis der Hafer beginnt, weich zu werden.
4. Beeren hinzufügen und weitere 5 Minuten köcheln lassen.
5. In Schüsseln füllen, mit Mandelsplittern bestreuen und Agavendicksaft darüber träufeln.

Nährwerte (pro Portion): Kalorien: 280 | Fett: 6g | Kohlenhydrate: 49g | Protein: 8g | Zucker: 12g | Natrium: 30mg

Zubereitungszeit: 10 Minuten | **Einweichzeit:** Über Nacht | **Portionen:** Für 2

Schwierigkeit: Einfach

Zutaten:

- 100 g Haferflocken
- 200 ml Apfelsaft
- 1 Apfel, gewürfelt
- 1/2 TL Zimt
- 2 EL Rosinen
- 1 EL gemahlene Mandeln
- 2 TL Honig

Zubereitung:

1. Haferflocken in eine Schüssel geben und mit Apfelsaft übergießen.

2. Gewürfelten Apfel, Zimt und Rosinen hinzufügen und gut umrühren.

3. Über Nacht im Kühlschrank einweichen lassen.

4. Am nächsten Morgen umrühren, bei Bedarf etwas Wasser oder Milch hinzufügen.

5. Mit gemahlenen Mandeln und Honig servieren.

Nährwerte (pro Portion): Kalorien: 310 | Fett: 5g | Kohlenhydrate: 60g | Protein: 6g | Zucker: 20g | Natrium: 10mg

5. Kürbisgewürz-Porridge

Zubereitungszeit: 10 Minuten | **Kochzeit:** 15 Minuten | **Portionen:** Für 2

Schwierigkeit: Mittel

Zutaten:

- 100 g Haferflocken
- 350 ml Mandelmilch
- 200 g Kürbispüree
- 1/2 TL Kürbisgewürz (Zimt, Nelken, Muskat, Ingwer)
- 1 EL Pekannüsse, gehackt
- 2 TL Ahornsirup

Zubereitung:

1. Mandelmilch in einem Topf zum Kochen bringen.

2. Haferflocken und Kürbisgewürz hinzufügen, umrühren und auf kleiner Flamme köcheln lassen.

3. Kürbispüree nach 5 Minuten einrühren und weitere 10 Minuten köcheln lassen.

4. Vom Herd nehmen und in Schüsseln füllen.

5. Mit gehackten Pekannüssen und Ahornsirup garnieren.

Nährwerte (pro Portion): Kalorien: 285 | Fett: 9g | Kohlenhydrate: 45g | Protein: 7g | Zucker: 12g | Natrium: 30mg

Zubereitungszeit: 5 Minuten | **Kochzeit:** 10 Minuten | **Portionen:** Für 2

Schwierigkeit: Einfach

Zutaten:

- 100 g Haferflocken
- 300 ml Kokosmilch
- 1 reife Mango, gewürfelt
- 2 EL Kokosflocken
- 1 TL Chiasamen
- 1 TL Honig

Zubereitung:

1. Kokosmilch in einem Topf erhitzen bis sie zu köcheln beginnt.
2. Haferflocken hinzufügen und bei mittlerer Hitze 5 Minuten kochen lassen.
3. Mango und Chiasamen in den Topf geben und weitere 5 Minuten köcheln lassen.
4. Vom Herd nehmen und den Honig einrühren.
5. In Schalen servieren und mit Kokosflocken garnieren.

Nährwerte (pro Portion): Kalorien: 320 | Fett: 14g | Kohlenhydrate: 44g | Protein: 6g | Zucker: 20g | Natrium: 15mg

7. Zitronen-Himbeer-Porridge

Zubereitungszeit: 5 Minuten | **Kochzeit:** 10 Minuten | **Portionen:** Für 2

Schwierigkeit: Einfach

Zutaten:

- 100 g Haferflocken
- 300 ml Wasser
- Schale von 1 Zitrone
- 100 g frische Himbeeren
- 2 EL Mandelsplitter
- 1 EL Ahornsirup

Zubereitung:

1. Wasser in einem Topf zum Kochen bringen.
2. Haferflocken und Zitronenschale hinzufügen und 5 Minuten köcheln lassen.

3. Himbeeren hinzufügen und weitere 5 Minuten kochen, bis die Haferflocken weich sind.

4. Vom Herd nehmen und in Schalen geben.

5. Mit Mandelsplittern bestreuen und Ahornsirup darüber träufeln.

Nährwerte (pro Portion): Kalorien: 270 | Fett: 9g | Kohlenhydrate: 40g | Protein: 6g | Zucker: 12g | Natrium: 5mg

8. Grüner Tee und Minze Porridge

Zubereitungszeit: 10 Minuten | **Kochzeit:** 20 Minuten | **Portionen:** Für 2

Schwierigkeit: Mittel

Zutaten:

- 100 g Haferflocken
- 300 ml Grüntee (stark gebraut)
- 1 TL frische Minze, fein gehackt
- 2 EL Pistazien, gehackt
- 2 TL Honig
- 1 Prise Salz

Zubereitung:

1. Grüntee in einem Topf erhitzen und zum Kochen bringen.

2. Haferflocken und Salz hinzufügen und bei niedriger Hitze 15 Minuten köcheln lassen.

3. Minze in den letzten 5 Minuten der Kochzeit hinzufügen.

4. Vom Herd nehmen und den Honig einrühren.

5. In Schalen servieren und mit Pistazien garnieren.

Nährwerte (pro Portion): Kalorien: 295 | Fett: 10g | Kohlenhydrate: 45g | Protein: 8g | Zucker: 12g | Natrium: 50mg

Zubereitungszeit: 10 Minuten | **Kochzeit:** 20 Minuten | **Portionen:** Für 2

Schwierigkeit: Mittel

Zutaten:

- 100 g Haferflocken
- 200 ml Wasser
- 200 ml Milch
- 100 g Süßkartoffel, gewürfelt und vorgegart
- 1/4 TL Zimt
- 1 EL Walnüsse, gehackt
- 1 EL Ahornsirup

Zubereitung:

1. Wasser und Milch in einem Topf zum Kochen bringen.
2. Haferflocken und Zimt hinzufügen und 10 Minuten köcheln lassen.
3. Vorgegarte Süßkartoffelwürfel hinzufügen und weitere 10 Minuten kochen, bis alles gut vermischt und weich ist.
4. Vom Herd nehmen und Ahornsirup einrühren.
5. In Schalen servieren und mit Walnüssen garnieren.

Nährwerte (pro Portion): Kalorien: 310 | Fett: 9g | Kohlenhydrate: 50g | Protein: 8g | Zucker: 15g | Natrium: 70mg

Zubereitungszeit: 5 Minuten | **Kochzeit:** 10 Minuten | **Portionen:** Für 2

Schwierigkeit: Einfach

Zutaten:

- 100 g Haferflocken
- 350 ml Milch
- 1 reife Banane, zerdrückt
- 2 EL Kakaopulver
- 1 EL dunkle Schokoladenstückchen
- 1 EL Honig

Zubereitung:

1. Milch in einem Topf erhitzen bis sie zu köcheln beginnt.

2. Haferflocken und Kakaopulver hinzufügen und gut umrühren.

3. Bei mittlerer Hitze 5 Minuten köcheln lassen.

4. Zerdrückte Banane und Schokoladenstückchen hinzufügen und weitere 5 Minuten kochen.

5. Vom Herd nehmen und Honig einrühren.

6. In Schalen servieren und genießen.

Nährwerte (pro Portion): Kalorien: 345 | Fett: 8g | Kohlenhydrate: 58g | Protein: 10g | Zucker: 20g | Natrium: 75mg

11. Apfel-Zimt-Haferwaffeln

Zubereitungszeit: 10 Minuten | **Kochzeit:** 15 Minuten | **Portionen:** Für 2

Schwierigkeit: Einfach

Zutaten:

- 100 g Hafermehl
- 1 TL Backpulver
- 1 Ei
- 150 ml Milch
- 1 Apfel, gerieben
- 1/2 TL Zimt
- 1 EL Honig

Zubereitung:

1. Hafermehl und Backpulver in einer Schüssel mischen.
2. Ei, Milch, geriebenen Apfel und Zimt hinzufügen und zu einem glatten Teig verrühren.
3. Waffeleisen vorheizen und leicht mit Kokosöl bestreichen.
4. Teig portionsweise ins Waffeleisen geben und goldbraun backen.
5. Mit Honig servieren.

Nährwerte (pro Portion): Kalorien: 320 | Fett: 8g | Kohlenhydrate: 50g | Protein: 10g | Zucker: 15g | Natrium: 220mg

12. Blaubeer-Hafer-Pfannkuchen

Zubereitungszeit: 10 Minuten | **Kochzeit:** 10 Minuten | **Portionen:** Für 2

Schwierigkeit: Einfach

Zutaten:

- 100 g Hafermehl
- 1 TL Backpulver
- 1 Ei
- 150 ml Mandelmilch
- 100 g frische Blaubeeren

- 2 EL Ahornsirup

Zubereitung:

1. Hafermehl und Backpulver in einer Schüssel mischen.
2. Ei und Mandelmilch hinzufügen und gut verrühren.
3. Blaubeeren unter den Teig heben.
4. Eine Antihaftpfanne erhitzen und den Teig löffelweise hineingeben.
5. Pfannkuchen von beiden Seiten goldbraun braten.
6. Mit Ahornsirup servieren.

Nährwerte (pro Portion): Kalorien: 295 | Fett: 5g | Kohlenhydrate: 55g | Protein: 8g | Zucker: 18g | Natrium: 200mg

---

13. Bananen-Nuss-Haferwaffeln

Zubereitungszeit: 15 Minuten | **Kochzeit:** 20 Minuten | **Portionen:** Für 2

Schwierigkeit: Mittel

Zutaten:

- 100 g Hafermehl
- 1 TL Backpulver
- 2 reife Bananen, zerdrückt
- 1 Ei
- 150 ml Kokosmilch
- 30 g gehackte Walnüsse
- 1 EL Honig

Zubereitung:

1. Hafermehl, Backpulver und gehackte Walnüsse in einer Schüssel mischen.
2. Bananen, Ei und Kokosmilch hinzufügen und zu einem homogenen Teig verrühren.
3. Waffeleisen vorheizen und leicht mit Kokosöl bestreichen.
4. Teig einfüllen und Waffeln goldbraun backen.
5. Mit Honig beträufeln und servieren.

Nährwerte (pro Portion): Kalorien: 345 | Fett: 12g | Kohlenhydrate: 50g | Protein: 9g | Zucker: 12g | Natrium: 230mg

14.   Zitronen-Mohn-Hafer-Pfannkuchen

Zubereitungszeit: 10 Minuten | **Kochzeit:** 15 Minuten | **Portionen:** Für 2

Schwierigkeit: Einfach

Zutaten:

- 100 g Hafermehl
- 1 TL Backpulver
- 1 Ei
- 150 ml Sojamilch
- Schale von 1 Zitrone
- 1 EL Mohn
- 2 EL Honig

Zubereitung:

1. Hafermehl, Backpulver, Zitronenschale und Mohn in einer Schüssel mischen.
2. Ei und Sojamilch hinzufügen und zu einem glatten Teig verrühren.
3. Eine Antihaftpfanne erhitzen und den Teig löffelweise hineingeben.
4. Pfannkuchen von beiden Seiten goldbraun braten.
5. Mit Honig servieren.

Nährwerte (pro Portion): Kalorien: 300 | Fett: 6g | Kohlenhydrate: 50g | Protein: 10g | Zucker: 12g | Natrium: 210mg

15.   Karottenkuchen-Hafer-Pfannkuchen

Zubereitungszeit: 15 Minuten | **Kochzeit:** 20 Minuten | **Portionen:** Für 2

Schwierigkeit: Mittel

Zutaten:

- 100 g Hafermehl
- 1 TL Backpulver
- 2 mittelgroße Karotten, fein geraspelt
- 1 Ei
- 150 ml Milch
- 1/2 TL Zimt
- 2 EL Rosinen
- 1 EL Ahornsirup

Zubereitung:

1. Hafermehl, Backpulver und Zimt in einer Schüssel mischen.
2. Karotten, Ei und Milch hinzufügen und zu einem homogenen Teig verrühren.
3. Rosinen unterheben.
4. Eine Antihaftpfanne erhitzen und den Teig löffelweise hineingeben.
5. Pfannkuchen von beiden Seiten goldbraun braten.
6. Mit Ahornsirup servieren.

Nährwerte (pro Portion): Kalorien: 310 | Fett: 7g | Kohlenhydrate: 53g | Protein: 9g | Zucker: 16g | Natrium: 220mg

16. Kürbis-Hafer-Pfannkuchen

Zubereitungszeit: 10 Minuten | **Kochzeit:** 15 Minuten | **Portionen:** Für 2

Schwierigkeit: Einfach

Zutaten:

- 100 g Hafermehl
- 1 TL Backpulver
- 150 g Kürbispüree
- 1 Ei
- 100 ml Milch
- 1/2 TL Zimt
- 2 EL Ahornsirup

Zubereitung:

1. Hafermehl und Backpulver in einer Schüssel vermischen.
2. Kürbispüree, Ei, Milch und Zimt hinzufügen und gut verrühren.
3. Eine Antihaftpfanne leicht ölen und erhitzen.
4. Teig portionsweise in die Pfanne geben und Pfannkuchen von beiden Seiten goldbraun braten.
5. Mit Ahornsirup servieren.

Nährwerte (pro Portion): Kalorien: 330 | Fett: 6g | Kohlenhydrate: 58g | Protein: 9g | Zucker: 20g | Natrium: 210mg

Zubereitungszeit: 10 Minuten | **Kochzeit:** 20 Minuten | **Portionen:** Für 2

Schwierigkeit: Einfach

Zutaten:

- 100 g Hafermehl
- 1 TL Backpulver
- 150 ml Milch
- 1 Ei
- 100 g frische Heidelbeeren
- 1 EL Honig
- 1 Prise Salz

Zubereitung:

1. Hafermehl, Backpulver und Salz in einer Schüssel mischen.
2. Milch und Ei hinzufügen und zu einem glatten Teig verrühren.
3. Heidelbeeren vorsichtig unterheben.
4. Waffeleisen vorheizen und leicht einfetten.
5. Teig portionsweise ins Waffeleisen geben und goldbraun backen.
6. Mit Honig beträufeln und servieren.

Nährwerte (pro Portion): Kalorien: 290 | Fett: 5g | Kohlenhydrate: 52g | Protein: 8g | Zucker: 18g | Natrium: 180mg

Zubereitungszeit: 10 Minuten | **Kochzeit:** 15 Minuten | **Portionen:** Für 2

Schwierigkeit: Mittel

Zutaten:

- 100 g Hafermehl
- 1 TL Backpulver
- 1 Ei
- 200 ml Mandelmilch
- 1 TL Vanilleextrakt
- 2 EL gemahlene Mandeln
- 2 EL Agavendicksaft

Zubereitung:

1. Hafermehl, Backpulver und gemahlene Mandeln in einer Schüssel mischen.
2. Ei, Mandelmilch und Vanilleextrakt hinzufügen und zu einem glatten Teig verrühren.
3. Eine Antihaftpfanne erhitzen und leicht ölen.
4. Teig portionsweise in die Pfanne geben und von beiden Seiten goldbraun braten.
5. Mit Agavendicksaft servieren.

Nährwerte (pro Portion): Kalorien: 320 | Fett: 10g | Kohlenhydrate: 48g | Protein: 10g | Zucker: 12g | Natrium: 220mg

19. Zitrus-Hafer-Waffeln

Zubereitungszeit: 10 Minuten | **Kochzeit:** 20 Minuten | **Portionen:** Für 2

Schwierigkeit: Einfach

Zutaten:

- 100 g Hafermehl
- 1 TL Backpulver
- 1 Ei
- 150 ml Orangensaft
- Abrieb einer Zitrone
- 1 EL Honig
- 1 Prise Salz

Zubereitung:

1. Hafermehl, Backpulver und Salz in einer Schüssel vermischen.
2. Ei, Orangensaft und Zitronenabrieb hinzufügen und zu einem homogenen Teig verrühren.
3. Waffeleisen vorheizen und leicht einfetten.
4. Teig portionsweise ins Waffeleisen geben und goldbraun backen.
5. Mit Honig servieren.

Nährwerte (pro Portion): Kalorien: 280 | Fett: 4g | Kohlenhydrate: 52g | Protein: 8g | Zucker: 16g | Natrium: 200mg

Zubereitungszeit: 10 Minuten | **Kochzeit:** 15 Minuten | **Portionen:** Für 2

Schwierigkeit: Mittel

Zutaten:

- 100 g Hafermehl
- 1 TL Backpulver
- 2 EL Kakaopulver
- 1 Ei
- 150 ml Milch
- 30 g gehackte Haselnüsse
- 2 EL Ahornsirup

Zubereitung:

1. Hafermehl, Backpulver und Kakaopulver in einer Schüssel mischen.
2. Ei und Milch hinzufügen und zu einem glatten Teig verrühren.
3. Gehackte Haselnüsse unterheben.
4. Eine Antihaftpfanne erhitzen und leicht ölen.
5. Teig portionsweise in die Pfanne geben und von beiden Seiten goldbraun braten.
6. Mit Ahornsirup servieren.

Nährwerte (pro Portion): Kalorien: 310 | Fett: 9g | Kohlenhydrate: 50g | Protein: 10g | Zucker: 15g | Natrium: 210mg

Kapitel 3: Nährstoffreiche Mittagessen

Haferbasierte Salate.

---

21.   Mediterraner Hafer-Kichererbsen-Salat

Zubereitungszeit: 15 Minuten | **Kochzeit:** 10 Minuten | **Portionen:** Für 2
Schwierigkeit: Einfach
Zutaten:

- 100 g Haferflocken
- 200 g Kichererbsen, gekocht
- 10 Kirschtomaten, halbiert
- 1 kleine rote Zwiebel, fein gewürfelt
- 50 g Feta, gewürfelt
- 2 EL Olivenöl
- Saft einer Zitrone
- 1 Handvoll frischer Basilikum, grob gehackt
- Salz und Pfeffer

Zubereitung:

1. Haferflocken in einem Sieb unter fließendem Wasser abspülen, dann in einem Topf mit doppelter Wassermenge 10 Minuten kochen.
2. Gekochte Haferflocken abkühlen lassen.
3. Kichererbsen, Tomaten, rote Zwiebel, und Feta in einer großen Schüssel vermischen.
4. Gekühlte Haferflocken hinzufügen.
5. Olivenöl, Zitronensaft, Basilikum, Salz und Pfeffer darüber geben und alles gut vermengen.
6. Vor dem Servieren kurz ziehen lassen, um die Aromen zu intensivieren.

Nährwerte (pro Portion): Kalorien: 400 | Fett: 15g | Kohlenhydrate: 55g | Protein: 15g | Zucker: 8g | Natrium: 300mg

Zubereitungszeit: 20 Minuten | **Kochzeit:** 10 Minuten | **Portionen:** Für 2

Schwierigkeit: Mittel

Zutaten:

- 100 g Haferflocken
- 1 Karotte, in dünne Streifen geschnitten
- 1 rote Paprika, in dünne Streifen geschnitten
- 100 g Edamame, gekocht
- 2 Frühlingszwiebeln, fein geschnitten
- 2 EL Sesamöl
- 3 EL Sojasauce
- 1 TL geriebener Ingwer
- 1 EL Sesamsamen

Zubereitung:

1. Haferflocken wie oben beschrieben kochen und abkühlen lassen.
2. Karotte, Paprika, Edamame und Frühlingszwiebeln in einer großen Schüssel vermischen.
3. Abgekühlte Haferflocken hinzufügen.
4. Sesamöl, Sojasauce und Ingwer in einer kleinen Schüssel verrühren und über den Salat geben.
5. Alles gründlich vermengen und mit Sesamsamen bestreuen.
6. Kurz ziehen lassen und servieren.

Nährwerte (pro Portion): Kalorien: 350 | Fett: 15g | Kohlenhydrate: 40g | Protein: 15g | Zucker: 5g | Natrium: 800mg

Zubereitungszeit: 10 Minuten | **Kochzeit:** 10 Minuten | **Portionen:** Für 2

Schwierigkeit: Einfach

Zutaten:

- 100 g Haferflocken
- 1 reife Avocado, gewürfelt
- 200 g gemischte Blattsalate
- 10 Cocktailtomaten, halbiert

- 2 EL Olivenöl
- Saft und Abrieb einer Limette
- Salz und Pfeffer

Zubereitung:

1. Haferflocken wie oben beschrieben kochen und abkühlen lassen.
2. Avocado, Blattsalate und Tomaten in einer großen Schüssel vermischen.
3. Gekühlte Haferflocken hinzufügen.
4. Olivenöl, Limettensaft und -abrieb, Salz und Pfeffer zu einem Dressing verrühren und über den Salat geben.
5. Alles sorgfältig vermischen und sofort servieren.

Nährwerte (pro Portion): Kalorien: 380 | Fett: 22g | Kohlenhydrate: 40g | Protein: 9g | Zucker: 4g | Natrium: 20mg

---

24. Rote Bete und Ziegenkäse-Hafer-Salat

Zubereitungszeit: 15 Minuten | **Kochzeit:** 0 Minuten | **Portionen:** Für 2
Schwierigkeit: Einfach
Zutaten:

- 100 g gekochte Haferflocken, abgekühlt
- 200 g gekochte Rote Bete, gewürfelt
- 50 g Ziegenkäse, zerbröckelt
- 2 Handvoll Rucola
- 2 EL Walnussöl
- 1 EL Balsamico-Essig
- Salz und Pfeffer

Zubereitung:

1. Rote Bete, Ziegenkäse und Rucola in einer Schüssel vermischen.
2. Gekochte und abgekühlte Haferflocken hinzufügen.
3. Walnussöl und Balsamico-Essig zu einem Dressing verrühren, mit Salz und Pfeffer würzen und über den Salat geben.
4. Alles gründlich vermengen und sofort servieren.

Nährwerte (pro Portion): Kalorien: 350 | Fett: 18g | Kohlenhydrate: 35g | Protein: 12g | Zucker: 10g | Natrium: 200mg

Zubereitungszeit: 20 Minuten | **Kochzeit:** 10 Minuten | **Portionen:** Für 2

Schwierigkeit: Mittel

Zutaten:

- 100 g Haferflocken
- 1 kleine Gurke, gewürfelt
- 10 schwarze Oliven, entkernt und halbiert
- 100 g Cherrytomaten, halbiert
- 50 g Feta, gewürfelt
- 1 kleine rote Zwiebel, fein gewürfelt
- 2 EL Olivenöl
- 100 g griechischer Joghurt
- 1 Knoblauchzehe, fein gehackt
- Saft einer halben Zitrone
- Salz und Pfeffer

Zubereitung:

1. Haferflocken wie oben beschrieben kochen und abkühlen lassen.
2. Gurke, Oliven, Tomaten, Feta und rote Zwiebel in einer Schüssel vermischen.
3. Gekochte Haferflocken hinzufügen.
4. Olivenöl, Joghurt, Knoblauch, Zitronensaft, Salz und Pfeffer zu einem Tzatziki-Dressing verrühren und über den Salat geben.
5. Alles gründlich vermischen und servieren.

Nährwerte (pro Portion): Kalorien: 380 | Fett: 22g | Kohlenhydrate: 35g | Protein: 12g | Zucker: 6g | Natrium: 400mg

Zubereitungszeit: 20 Minuten | **Kochzeit:** 30 Minuten | **Portionen:** Für 2

Schwierigkeit: Mittel

Zutaten:

- 100 g Haferflocken
- 200 g gemischtes Gemüse (Zucchini, Paprika, Aubergine), gewürfelt
- 2 EL Olivenöl

- 1 TL Thymian
- 1 TL Rosmarin
- 50 g geröstete Pinienkerne
- 2 EL Balsamico-Essig
- Salz und Pfeffer

Zubereitung:

1. Ofen auf 200°C vorheizen.
2. Gemüse mit 1 EL Olivenöl, Thymian, Rosmarin, Salz und Pfeffer mischen und auf ein Backblech geben.
3. Im Ofen 20 Minuten rösten, bis das Gemüse weich und leicht karamellisiert ist.
4. Währenddessen Haferflocken in einem Topf mit doppelter Menge Wasser 10 Minuten kochen, dann abkühlen lassen.
5. Geröstetes Gemüse, abgekühlte Haferflocken und Pinienkerne in einer Schüssel vermischen.
6. Balsamico-Essig und den restlichen Olivenöl über den Salat träufeln und gut durchmischen.
7. Vor dem Servieren nochmals abschmecken.

Nährwerte (pro Portion): Kalorien: 420 | Fett: 20g | Kohlenhydrate: 50g | Protein: 12g | Zucker: 5g | Natrium: 150mg

27. Hafer-Tabouleh

Zubereitungszeit: 15 Minuten | **Kochzeit:** 10 Minuten | **Portionen:** Für 2

Schwierigkeit: Einfach

Zutaten:

- 100 g Haferflocken
- 200 g Petersilie, fein gehackt
- 100 g Tomaten, gewürfelt
- 50 g Frühlingszwiebeln, fein geschnitten
- 30 g Minze, fein gehackt
- Saft von 2 Zitronen
- 3 EL Olivenöl
- Salz und Pfeffer

Zubereitung:

1. Haferflocken in leicht gesalzenem Wasser 10 Minuten kochen, dann abkühlen lassen.

2. Petersilie, Tomaten, Frühlingszwiebeln und Minze in einer großen Schüssel vermischen.

3. Abgekühlte Haferflocken hinzufügen.

4. Zitronensaft, Olivenöl, Salz und Pfeffer mischen und als Dressing über den Salat geben.

5. Gut umrühren und vor dem Servieren eine Stunde ziehen lassen, damit die Aromen sich verbinden.

Nährwerte (pro Portion): Kalorien: 350 | Fett: 18g | Kohlenhydrate: 40g | Protein: 8g | Zucker: 4g | Natrium: 300mg

28. Hafer-Salat mit Apfel und Walnuss

Zubereitungszeit: 10 Minuten | **Kochzeit:** 10 Minuten | **Portionen:** Für 2

Schwierigkeit: Einfach

Zutaten:

- 100 g Haferflocken
- 1 großer Apfel, gewürfelt
- 50 g Walnüsse, grob gehackt
- 50 g Blauschimmelkäse, zerkrümelt
- 2 EL Olivenöl
- 1 EL Apfelessig
- Salz und Pfeffer

Zubereitung:

1. Haferflocken wie oben beschrieben kochen und abkühlen lassen.

2. Apfelwürfel, Walnüsse und Blauschimmelkäse in einer großen Schüssel vermischen.

3. Gekühlte Haferflocken hinzufügen.

4. Olivenöl und Apfelessig mischen, mit Salz und Pfeffer würzen und über den Salat gießen.

5. Alles gründlich vermengen und sofort servieren.

Nährwerte (pro Portion): Kalorien: 410 | Fett: 25g | Kohlenhydrate: 40g | Protein: 10g | Zucker: 12g | Natrium: 300mg

Zubereitungszeit: 20 Minuten | **Kochzeit:** 10 Minuten | **Portionen:** Für 2

Schwierigkeit: Mittel

Zutaten:

- 100 g Haferflocken
- 100 g Linsen, gekocht
- 1 kleine rote Paprika, gewürfelt
- 1 kleine gelbe Paprika, gewürfelt
- 50 g getrocknete Aprikosen, klein geschnitten
- 2 EL Koriander, fein gehackt
- 3 EL Olivenöl
- 1 EL Zitronensaft
- 1 TL Kreuzkümmel
- Salz und Pfeffer

Zubereitung:

1. Haferflocken in leicht gesalzenem Wasser kochen, dann abkühlen lassen.
2. Linsen, Paprikawürfel, Aprikosen und Koriander in einer Schüssel vermischen.
3. Abgekühlte Haferflocken hinzufügen.
4. Olivenöl, Zitronensaft, Kreuzkümmel, Salz und Pfeffer zu einem Dressing verrühren und über den Salat gießen.
5. Alles gründlich vermengen und vor dem Servieren kurz ziehen lassen.

Nährwerte (pro Portion): Kalorien: 380 | Fett: 18g | Kohlenhydrate: 45g | Protein: 12g | Zucker: 15g | Natrium: 320mg

Zubereitungszeit: 15 Minuten | **Kochzeit:** 10 Minuten | **Portionen:** Für 2

Schwierigkeit: Einfach

Zutaten:

- 100 g Haferflocken
- 200 g weiße Bohnen, gekocht
- 100 g Cherrytomaten, halbiert
- 50 g schwarze Oliven, entkernt

- 2 EL Basilikum, fein gehackt
- 3 EL Olivenöl
- 1 EL Rotweinessig
- Salz und Pfeffer

Zubereitung:

1. Haferflocken in leicht gesalzenem Wasser kochen, dann abkühlen lassen.
2. Weiße Bohnen, Cherrytomaten, Oliven und Basilikum in einer großen Schüssel vermischen.
3. Gekühlte Haferflocken hinzufügen.
4. Olivenöl und Rotweinessig zu einem Dressing verrühren, mit Salz und Pfeffer abschmecken und über den Salat gießen.
5. Alles gut vermengen und servieren.

Nährwerte (pro Portion): Kalorien: 390 | Fett: 19g | Kohlenhydrate: 45g | Protein: 12g | Zucker: 4g | Natrium: 320mg

31.   Cremige Hafer-Kürbissuppe

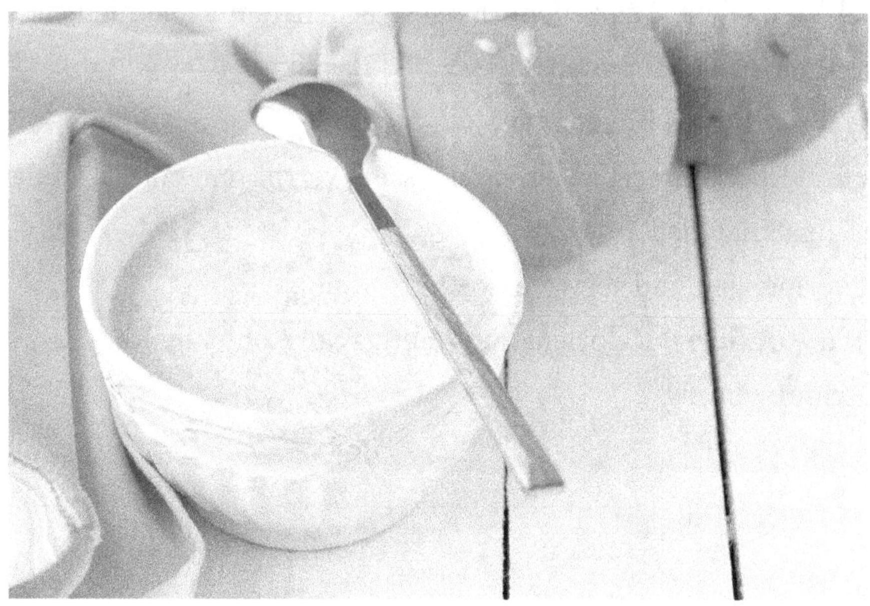

Zubereitungszeit: 15 Minuten | **Kochzeit:** 30 Minuten | **Portionen:** Für 2
Schwierigkeit: Einfach

Zutaten:

- 100 g Haferflocken
- 300 g Kürbis, gewürfelt
- 1 kleine Zwiebel, gewürfelt
- 2 Knoblauchzehen, fein gehackt
- 500 ml Gemüsebrühe
- 200 ml Kokosmilch
- 1 TL Currypulver
- 2 EL Olivenöl
- Salz und Pfeffer

Zubereitung:

1. Olivenöl in einem Topf erhitzen und Zwiebeln sowie Knoblauch darin glasig dünsten.
2. Kürbiswürfel hinzufügen und 5 Minuten anbraten.
3. Haferflocken und Currypulver zugeben und kurz mitdünsten.

4. Mit Gemüsebrühe ablöschen und 20 Minuten köcheln lassen, bis der Kürbis weich ist.

5. Kokosmilch einrühren und weitere 5 Minuten köcheln lassen.

6. Die Suppe pürieren, mit Salz und Pfeffer abschmecken und servieren.

Nährwerte (pro Portion): Kalorien: 350 | Fett: 18g | Kohlenhydrate: 45g | Protein: 9g | Zucker: 5g | Natrium: 500mg

32. Brokkoli-Hafer-Cremesuppe

Zubereitungszeit: 10 Minuten | **Kochzeit:** 20 Minuten | **Portionen:** Für 2

Schwierigkeit: Einfach

Zutaten:

- 100 g Haferflocken
- 300 g Brokkoli, in Röschen geschnitten
- 1 Kartoffel, gewürfelt
- 1 Zwiebel, gewürfelt
- 500 ml Gemüsebrühe
- 100 ml Sahne
- 2 EL Olivenöl
- Salz und Pfeffer

Zubereitung:

1. Olivenöl in einem Topf erhitzen und Zwiebeln darin anschwitzen.

2. Brokkoli und Kartoffel hinzufügen und kurz mitdünsten.

3. Haferflocken zugeben und umrühren.

4. Mit Gemüsebrühe aufgießen und 15 Minuten köcheln lassen, bis Gemüse und Kartoffel weich sind.

5. Sahne hinzufügen und die Suppe mit einem Pürierstab cremig rühren.

6. Mit Salz und Pfeffer abschmecken und servieren.

Nährwerte (pro Portion): Kalorien: 340 | Fett: 17g | Kohlenhydrate: 40g | Protein: 10g | Zucker: 4g | Natrium: 480mg

Zubereitungszeit: 15 Minuten | **Kochzeit:** 25 Minuten | **Portionen:** Für 2

Schwierigkeit: Einfach

Zutaten:

- 100 g Haferflocken
- 300 g Süßkartoffel, gewürfelt
- 1 Zwiebel, gewürfelt
- 2 cm frischer Ingwer, fein gehackt
- 500 ml Gemüsebrühe
- 200 ml Orangensaft
- 1 EL Olivenöl
- Salz und Pfeffer

Zubereitung:

1. Olivenöl in einem Topf erhitzen, Zwiebel und Ingwer darin anschwitzen.
2. Süßkartoffelwürfel zufügen und 5 Minuten anbraten.
3. Haferflocken hinzufügen und kurz mitdünsten.
4. Mit Gemüsebrühe und Orangensaft aufgießen und 20 Minuten köcheln lassen.
5. Die Suppe pürieren, abschmecken und servieren.

Nährwerte (pro Portion): Kalorien: 360 | Fett: 9g | Kohlenhydrate: 60g | Protein: 8g | Zucker: 15g | Natrium: 400mg

34.   Karotten-Hafer-Suppe mit Kokos

Zubereitungszeit: 10 Minuten | **Kochzeit:** 20 Minuten | **Portionen:** Für 2

Schwierigkeit: Einfach

Zutaten:

- 100 g Haferflocken
- 300 g Karotten, gewürfelt
- 1 Zwiebel, gewürfelt
- 500 ml Gemüsebrühe
- 200 ml Kokosmilch
- 1 TL Kurkuma
- 2 EL Olivenöl

- Salz und Pfeffer

Zubereitung:

1. Olivenöl in einem Topf erhitzen, Zwiebeln darin glasig dünsten.
2. Karotten und Kurkuma hinzufügen und 5 Minuten anbraten.
3. Haferflocken einstreuen und umrühren.
4. Mit Gemüsebrühe ablöschen und 15 Minuten köcheln lassen, bis die Karotten weich sind.
5. Kokosmilch einrühren, die Suppe pürieren und mit Salz und Pfeffer würzen.
6. Servieren und genießen.

Nährwerte (pro Portion): Kalorien: 350 | Fett: 18g | Kohlenhydrate: 45g | Protein: 9g | Zucker: 10g | Natrium: 400mg

35. Hafer-Tomaten-Basilikum-Suppe

Zubereitungszeit: 10 Minuten | **Kochzeit:** 20 Minuten | **Portionen:** Für 2

Schwierigkeit: Einfach

Zutaten:

- 100 g Haferflocken
- 500 g reife Tomaten, gewürfelt
- 1 Zwiebel, gewürfelt
- 2 Knoblauchzehen, fein gehackt
- 500 ml Gemüsebrühe
- 100 ml Sahne
- Frisches Basilikum, gehackt
- 2 EL Olivenöl
- Salz und Pfeffer

Zubereitung:

1. Olivenöl in einem großen Topf erhitzen und Zwiebel sowie Knoblauch darin anschwitzen.
2. Tomaten hinzufügen und 5 Minuten köcheln lassen.
3. Haferflocken einstreuen und gut umrühren.
4. Mit Gemüsebrühe aufgießen und 15 Minuten köcheln lassen.
5. Sahne und Basilikum hinzufügen, die Suppe pürieren und mit Salz und Pfeffer abschmecken.
6. Heiß servieren.

Nährwerte (pro Portion): Kalorien: 320 | Fett: 16g | Kohlenhydrate: 38g | Protein: 8g | Zucker: 12g | Natrium: 420mg

36. Spinat-Hafer-Suppe mit Knoblauch

Zubereitungszeit: 10 Minuten | **Kochzeit:** 20 Minuten | **Portionen:** Für 2

Schwierigkeit: Einfach

Zutaten:

- 100 g Haferflocken
- 200 g frischer Spinat
- 3 Knoblauchzehen, fein gehackt
- 1 kleine Zwiebel, gewürfelt
- 500 ml Gemüsebrühe
- 100 ml Sahne
- 2 EL Olivenöl
- Salz und Pfeffer

Zubereitung:

1. Olivenöl in einem Topf erhitzen und Zwiebel sowie Knoblauch darin anschwitzen, bis sie weich sind.
2. Spinat hinzufügen und zusammenfallen lassen.
3. Haferflocken einstreuen und umrühren.
4. Mit Gemüsebrühe ablöschen und 15 Minuten köcheln lassen.
5. Sahne einrühren, alles mit einem Pürierstab zu einer glatten Suppe verarbeiten.
6. Mit Salz und Pfeffer abschmecken und heiß servieren.

Nährwerte (pro Portion): Kalorien: 330 | Fett: 18g | Kohlenhydrate: 32g | Protein: 10g | Zucker: 4g | Natrium: 400mg

Zubereitungszeit: 15 Minuten | **Kochzeit:** 25 Minuten | **Portionen:** Für 2

Schwierigkeit: Mittel

Zutaten:

- 100 g Haferflocken
- 200 g rote Linsen
- 1 TL Kreuzkümmel
- 1 Karotte, gewürfelt
- 1 Zwiebel, gewürfelt
- 600 ml Gemüsebrühe
- 2 EL Olivenöl
- Salz und Pfeffer

Zubereitung:

1. Olivenöl in einem Topf erhitzen und Zwiebel und Karotte darin anbraten, bis sie weich sind.
2. Kreuzkümmel hinzufügen und kurz mitrösten.
3. Rote Linsen und Haferflocken einrühren.
4. Mit Gemüsebrühe auffüllen und etwa 20 Minuten köcheln lassen, bis die Linsen weich sind.
5. Die Suppe pürieren und mit Salz und Pfeffer würzen.
6. Heiß servieren.

Nährwerte (pro Portion): Kalorien: 380 | Fett: 10g | Kohlenhydrate: 54g | Protein: 18g | Zucker: 5g | Natrium: 420mg

Zubereitungszeit: 10 Minuten | **Kochzeit:** 30 Minuten | **Portionen:** Für 2

Schwierigkeit: Mittel

Zutaten:

- 100 g Haferflocken
- 300 g gemischte Pilze, grob gehackt
- 1 Zwiebel, gewürfelt
- 2 Knoblauchzehen, fein gehackt
- 500 ml Gemüsebrühe
- 100 ml Sahne

- 2 EL Olivenöl
- Frischer Thymian
- Salz und Pfeffer

Zubereitung:

1. Olivenöl in einem großen Topf erhitzen und Zwiebel sowie Knoblauch glasig dünsten.
2. Pilze hinzufügen und anbraten, bis sie ihre Flüssigkeit verloren haben.
3. Haferflocken einstreuen und kurz mitbraten.
4. Mit Gemüsebrühe ablöschen und 20 Minuten köcheln lassen.
5. Sahne und Thymian einrühren, alles pürieren und mit Salz und Pfeffer abschmecken.
6. Heiß servieren, garniert mit einem Zweig Thymian.

Nährwerte (pro Portion): Kalorien: 370 | Fett: 20g | Kohlenhydrate: 40g | Protein: 10g | Zucker: 6g | Natrium: 450mg

39.   Hafer-Süßkartoffelsuppe mit Ingwer

Zubereitungszeit: 10 Minuten | **Kochzeit:** 25 Minuten | **Portionen:** Für 2

Schwierigkeit: Einfach

Zutaten:

- 100 g Haferflocken
- 1 große Süßkartoffel, gewürfelt
- 2 cm frischer Ingwer, fein gehackt
- 1 Zwiebel, gewürfelt
- 500 ml Gemüsebrühe
- 100 ml Kokosmilch
- 1 EL Kokosöl
- Salz und Pfeffer

Zubereitung:

1. Kokosöl in einem Topf erhitzen und Zwiebel sowie Ingwer darin anschwitzen.
2. Süßkartoffelwürfel hinzufügen und kurz anbraten.
3. Haferflocken einstreuen und umrühren.
4. Mit Gemüsebrühe aufgießen und 20 Minuten köcheln lassen, bis die Süßkartoffeln weich sind.
5. Kokosmilch einrühren, die Suppe pürieren und mit Salz und Pfeffer abschmecken.
6. Heiß servieren.

Nährwerte (pro Portion): Kalorien: 350 | Fett: 15g | Kohlenhydrate: 48g | Protein: 8g | Zucker: 12g | Natrium: 300mg

40.   Rüben-Hafer-Suppe mit Dill

Zubereitungszeit: 15 Minuten | **Kochzeit:** 30 Minuten | **Portionen:** Für 2

Schwierigkeit: Mittel

Zutaten:

- 100 g Haferflocken
- 200 g rote Rüben, gewürfelt
- 1 Zwiebel, gewürfelt
- 2 Knoblauchzehen, fein gehackt
- 500 ml Gemüsebrühe
- 100 ml Sahne
- 2 EL Olivenöl
- Frischer Dill, gehackt
- Salz und Pfeffer

Zubereitung:

1. Olivenöl in einem Topf erhitzen und Zwiebel sowie Knoblauch darin anschwitzen.
2. Rote Rüben hinzufügen und 5 Minuten dünsten.
3. Haferflocken einstreuen und mitdünsten.
4. Mit Gemüsebrühe ablöschen und 25 Minuten köcheln lassen, bis die Rüben weich sind.
5. Sahne einrühren, die Suppe pürieren und mit Salz, Pfeffer und Dill abschmecken.
6. Heiß servieren, garniert mit zusätzlichem Dill.

Nährwerte (pro Portion): Kalorien: 360 | Fett: 18g | Kohlenhydrate: 42g | Protein: 9g | Zucker: 10g | Natrium: 320mg

Kapitel 4: Vollständige Abendessen

Kreative Hauptgerichte.

41.   Haferkruste Lachsfilet

Zubereitungszeit: 15 Minuten | **Kochzeit:** 20 Minuten | **Portionen:** Für 2
Schwierigkeit: Mittel

Zutaten:

- 2 Lachsfilets (à 150 g)
- 50 g Haferflocken
- 2 EL Senf
- 1 EL Honig
- 1 Zitrone (Saft und Abrieb)
- 2 EL Olivenöl
- Salz und Pfeffer

Zubereitung:

1. Backofen auf 200°C vorheizen.
2. Haferflocken in einer kleinen Schüssel mit Senf, Honig, Zitronensaft und -abrieb vermischen.
3. Lachsfilets salzen und pfeffern, dann in eine mit Olivenöl gefettete Backform legen.
4. Die Hafermischung gleichmäßig auf den Lachsfilets verteilen.
5. Im Ofen etwa 20 Minuten backen, bis die Kruste golden und der Lachs durchgegart ist.
6. Warm servieren, eventuell mit frischem Dill garnieren.

Nährwerte (pro Portion): Kalorien: 420 | Fett: 24g | Kohlenhydrate: 20g | Protein: 35g | Zucker: 4g | Natrium: 180mg

Zubereitungszeit: 20 Minuten | **Kochzeit:** 45 Minuten | **Portionen:** Für 2

Schwierigkeit: Mittel

Zutaten:

- 100 g Haferflocken
- 2 große Zucchini, in dünne Scheiben geschnitten
- 200 g Ricotta
- 100 g Spinat, frisch
- 250 ml Tomatensauce
- 100 g Mozzarella, gerieben
- 2 Knoblauchzehen, fein gehackt
- 1 TL Oregano
- Salz und Pfeffer
- 1 EL Olivenöl

Zubereitung:

1. Backofen auf 180°C vorheizen.
2. Zucchini in einer Pfanne mit etwas Olivenöl 2-3 Minuten anbraten, beiseite stellen.
3. Spinat und Knoblauch in derselben Pfanne 2 Minuten dünsten.
4. In einer Schüssel Ricotta mit Haferflocken, gekochtem Spinat, Oregano, Salz und Pfeffer mischen.
5. Eine Schicht Zucchini in eine Auflaufform legen, darauf die Ricotta-Mischung, dann Tomatensauce.
6. Schichten wiederholen, mit Mozzarella abschließen.
7. Im Ofen 45 Minuten backen, bis die Oberfläche goldbraun ist.

Nährwerte (pro Portion): Kalorien: 550 | Fett: 28g | Kohlenhydrate: 45g | Protein: 32g | Zucker: 8g | Natrium: 500mg

Zubereitungszeit: 10 Minuten | **Kochzeit:** 20 Minuten | **Portionen:** Für 2

Schwierigkeit: Einfach

Zutaten:

- 100 g Haferflocken

- 200 g Tofu, gewürfelt
- 200 g gemischtes Gemüse (Paprika, Brokkoli, Karotten)
- 2 EL Sojasauce
- 1 EL Sesamöl
- 1 Knoblauchzehe, fein gehackt
- 1 TL Ingwer, gerieben
- Salz und Pfeffer

Zubereitung:

1. Tofu in Sesamöl anbraten, bis er goldbraun ist, herausnehmen.
2. Gemüse in derselben Pfanne anbraten, Knoblauch und Ingwer dazugeben.
3. Haferflocken hinzufügen und kurz mitbraten.
4. Tofu wieder dazugeben, mit Sojasauce ablöschen, alles gut vermengen.
5. Bei mittlerer Hitze 5 Minuten köcheln lassen, abschmecken und servieren.

Nährwerte (pro Portion): Kalorien: 350 | Fett: 15g | Kohlenhydrate: 35g | Protein: 20g | Zucker: 5g | Natrium: 600mg

44. Haferflocken-Risotto mit Pilzen

Zubereitungszeit: 10 Minuten | **Kochzeit:** 30 Minuten | **Portionen:** Für 2

Schwierigkeit: Mittel

Zutaten:

- 100 g Haferflocken
- 300 g Champignons, geschnitten
- 1 kleine Zwiebel, gewürfelt
- 500 ml Gemüsebrühe
- 50 ml Weißwein
- 50 g Parmesan, gerieben
- 2 EL Olivenöl
- Salz und Pfeffer

Zubereitung:

1. Olivenöl in einem Topf erhitzen, Zwiebel glasig dünsten.
2. Pilze hinzufügen und anbraten, bis sie weich sind.
3. Haferflocken zugeben und kurz mitbraten.
4. Mit Weißwein ablöschen, nach und nach Gemüsebrühe hinzufügen und ständig rühren.

5. Wenn das Risotto cremig ist, Parmesan einrühren, mit Salz und Pfeffer abschmecken und servieren.

Nährwerte (pro Portion): Kalorien: 410 | Fett: 18g | Kohlenhydrate: 40g | Protein: 20g | Zucker: 2g | Natrium: 700mg

45. Gefüllte Paprika mit Hafer und Feta

Zubereitungszeit: 20 Minuten | **Kochzeit:** 30 Minuten | **Portionen:** Für 2

Schwierigkeit: Mittel

Zutaten:

- 2 große Paprika, halbiert und entkernt
- 100 g Haferflocken
- 200 g Feta, zerbröckelt
- 100 g Spinat, gehackt
- 1 kleine Zwiebel, gewürfelt
- 2 Knoblauchzehen, fein gehackt
- 1 TL Oregano
- 2 EL Olivenöl
- Salz und Pfeffer

Zubereitung:

1. Backofen auf 190°C vorheizen.
2. Olivenöl in einer Pfanne erhitzen, Zwiebel und Knoblauch dünsten.
3. Spinat hinzufügen und zusammenfallen lassen.
4. Haferflocken, Feta und Oregano unterrühren, mit Salz und Pfeffer würzen.
5. Paprikahälften mit der Hafermischung füllen.
6. Im Ofen 30 Minuten backen, bis die Paprika weich und die Füllung goldbraun ist.

Nährwerte (pro Portion): Kalorien: 420 | Fett: 22g | Kohlenhydrate: 40g | Protein: 18g | Zucker: 8g | Natrium: 800mg

Zubereitungszeit: 15 Minuten | **Kochzeit:** 30 Minuten | **Portionen:** Für 2

Schwierigkeit: Einfach

Zutaten:

- 100 g Haferflocken
- 100 g rote Linsen
- 400 g Tomaten, gewürfelt
- 1 Zwiebel, gewürfelt
- 2 Knoblauchzehen, fein gehackt
- 1 Karotte, gewürfelt
- 500 ml Gemüsebrühe
- 2 EL Olivenöl
- 1 TL italienische Kräuter
- Salz und Pfeffer

Zubereitung:

1. Olivenöl in einem Topf erhitzen und Zwiebel, Knoblauch und Karotte darin anschwitzen.
2. Haferflocken und Linsen hinzufügen und kurz mitdünsten.
3. Tomaten und Gemüsebrühe einrühren, italienische Kräuter zugeben und alles aufkochen lassen.
4. Bei niedriger Hitze 30 Minuten köcheln lassen, bis die Linsen und Haferflocken weich sind.
5. Mit Salz und Pfeffer abschmecken und über gekochte Spaghetti servieren.

Nährwerte (pro Portion): Kalorien: 450 | Fett: 10g | Kohlenhydrate: 70g | Protein: 20g | Zucker: 10g | Natrium: 700mg

47.   Hafer-Pilz-Risotto

Zubereitungszeit: 10 Minuten | **Kochzeit:** 30 Minuten | **Portionen:** Für 2

Schwierigkeit: Mittel

Zutaten:

- 100 g Haferflocken
- 300 g Champignons, geschnitten
- 1 Zwiebel, gewürfelt
- 2 Knoblauchzehen, fein gehackt

- 50 g Parmesan, gerieben
- 500 ml Gemüsebrühe
- 100 ml Weißwein
- 2 EL Olivenöl
- Frischer Thymian
- Salz und Pfeffer

Zubereitung:

1. Olivenöl in einem Topf erhitzen und Zwiebel und Knoblauch glasig dünsten.
2. Pilze hinzufügen und anbraten, bis sie weich sind.
3. Haferflocken zugeben und kurz mitbraten.
4. Mit Weißwein ablöschen, nach und nach Gemüsebrühe hinzufügen und ständig rühren.
5. Wenn das Risotto cremig ist, Parmesan einrühren, mit Thymian, Salz und Pfeffer würzen und servieren.

Nährwerte (pro Portion): Kalorien: 410 | Fett: 18g | Kohlenhydrate: 40g | Protein: 20g | Zucker: 2g | Natrium: 700mg

48. Vegetarische Hafer-Gemüse-Paella

Zubereitungszeit: 20 Minuten | **Kochzeit:** 40 Minuten | **Portionen:** Für 2

Schwierigkeit: Mittel

Zutaten:

- 100 g Haferflocken
- 200 g gemischtes Gemüse (Paprika, Erbsen, grüne Bohnen)
- 1 Zwiebel, gewürfelt
- 2 Knoblauchzehen, fein gehackt
- 400 ml Gemüsebrühe
- 1 TL Safranfäden
- 2 EL Olivenöl
- 1 Zitrone, in Viertel geschnitten
- Salz und Pfeffer

Zubereitung:

1. Olivenöl in einer großen Pfanne erhitzen und Zwiebel und Knoblauch darin anbraten.
2. Gemüse hinzufügen und einige Minuten anbraten.
3. Haferflocken einstreuen und umrühren.

4. Gemüsebrühe und Safran hinzufügen und alles zum Kochen bringen.

5. Auf niedriger Hitze 30 Minuten köcheln lassen, bis die Flüssigkeit absorbiert ist.

6. Mit Zitronenvierteln servieren, mit Salz und Pfeffer abschmecken.

Nährwerte (pro Portion): Kalorien: 380 | Fett: 14g | Kohlenhydrate: 54g | Protein: 10g | Zucker: 5g | Natrium: 800mg

49. Hafer-Kokos-Curry mit Huhn

Zubereitungszeit: 15 Minuten | **Kochzeit:** 25 Minuten | **Portionen:** Für 2

Schwierigkeit: Mittel

Zutaten:

- 100 g Haferflocken
- 2 Hähnchenbrustfilets, in Streifen geschnitten
- 1 rote Paprika, in Streifen geschnitten
- 1 Zwiebel, gewürfelt
- 2 Knoblauchzehen, fein gehackt
- 400 ml Kokosmilch
- 1 EL Currypulver
- 2 EL Olivenöl
- Salz und Pfeffer

Zubereitung:

1. Olivenöl in einer Pfanne erhitzen und Hähnchenbruststreifen anbraten, bis sie goldbraun sind. Herausnehmen und beiseite stellen.

2. Zwiebel und Knoblauch in derselben Pfanne anbraten.

3. Paprika hinzufügen und kurz mitbraten.

4. Haferflocken und Currypulver einstreuen und umrühren.

5. Kokosmilch hinzufügen, Hähnchen wieder dazugeben und alles 20 Minuten köcheln lassen.

6. Mit Salz und Pfeffer abschmecken und heiß servieren.

Nährwerte (pro Portion): Kalorien: 450 | Fett: 22g | Kohlenhydrate: 30g | Protein: 35g | Zucker: 5g | Natrium: 500mg

Zubereitungszeit: 10 Minuten | **Kochzeit:** 20 Minuten | **Portionen:** Für 2

Schwierigkeit: Einfach

Zutaten:

- 100 g Haferflocken
- 200 g Cherrytomaten, halbiert
- 100 g Feta, zerkrümelt
- 1 Zucchini, gewürfelt
- 1 Zwiebel, gewürfelt
- 2 Knoblauchzehen, fein gehackt
- 3 EL Olivenöl
- Frische Kräuter (Basilikum, Oregano)
- Salz und Pfeffer

Zubereitung:

1. Olivenöl in einer Pfanne erhitzen und Zwiebel sowie Knoblauch darin glasig dünsten.
2. Zucchini hinzufügen und einige Minuten anbraten, bis sie weich sind.
3. Haferflocken und Tomaten zugeben und weiter braten, bis die Tomaten weich werden.
4. Feta und frische Kräuter unterrühren, mit Salz und Pfeffer würzen.
5. Alles gut vermischen und heiß servieren.

Nährwerte (pro Portion): Kalorien: 410 | Fett: 22g | Kohlenhydrate: 40g | Protein: 15g | Zucker: 8g | Natrium: 600mg

51. Hafer-Karotten-Puffer

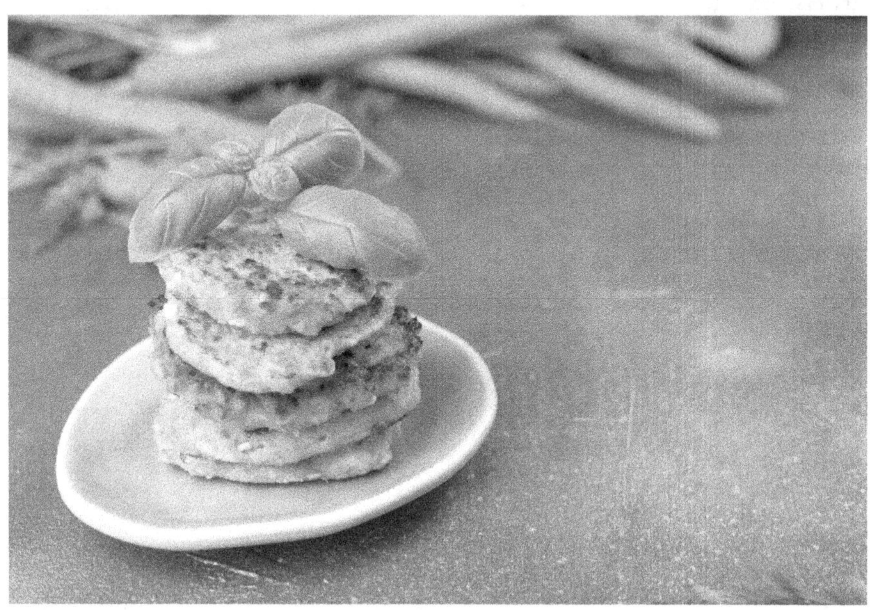

Zubereitungszeit: 15 Minuten | **Kochzeit:** 15 Minuten | **Portionen:** Für 2

Schwierigkeit: Einfach

Zutaten:

- 100 g Haferflocken
- 200 g Karotten, geraspelt
- 1 kleine Zwiebel, fein gewürfelt
- 2 Eier
- 2 EL Dinkelmehl
- 1 TL Paprikapulver
- Salz und Pfeffer
- 2 EL Olivenöl zum Braten

Zubereitung:

1. Haferflocken in eine Schüssel geben und mit kochendem Wasser übergießen, bis sie bedeckt sind. 10 Minuten einweichen lassen.

2. Geraspelte Karotten, Zwiebel, Eier, Dinkelmehl, Paprikapulver, Salz und Pfeffer zu den eingeweichten Haferflocken geben und gut vermischen.

3. In einer Pfanne das Olivenöl erhitzen.

4. Mit einem Löffel kleine Portionen des Teigs in die Pfanne geben und flach drücken, um Puffer zu formen.

5. Beidseitig goldbraun braten.

6. Auf Küchenpapier abtropfen lassen und warm servieren.

Nährwerte (pro Portion): Kalorien: 320 | Fett: 14g | Kohlenhydrate: 36g | Protein: 10g | Zucker: 6g | Natrium: 180mg

52. Geröstete Hafer-Süßkartoffeln

Zubereitungszeit: 10 Minuten | **Kochzeit:** 30 Minuten | **Portionen:** Für 2

Schwierigkeit: Einfach

Zutaten:

- 200 g Süßkartoffeln, gewürfelt
- 50 g Haferflocken
- 1 TL Thymian
- Salz und Pfeffer
- 2 EL Olivenöl

Zubereitung:

1. Backofen auf 200°C vorheizen.

2. Süßkartoffelwürfel mit Haferflocken, Thymian, Salz, Pfeffer und Olivenöl in einer Schüssel gut vermischen.

3. Die Mischung auf ein mit Backpapier ausgelegtes Backblech verteilen.

4. Für 30 Minuten im Ofen rösten, bis die Süßkartoffeln weich und die Haferflocken knusprig sind.

5. Heiß als Beilage servieren.

Nährwerte (pro Portion): Kalorien: 280 | Fett: 14g | Kohlenhydrate: 36g | Protein: 4g | Zucker: 6g | Natrium: 120mg

53. Hafer-Bratkartoffeln

Zubereitungszeit: 10 Minuten | **Kochzeit:** 20 Minuten | **Portionen:** Für 2

Schwierigkeit: Einfach

Zutaten:

- 200 g festkochende Kartoffeln, gewürfelt
- 50 g Haferflocken
- 1 TL Rosmarin, gehackt
- Salz und Pfeffer
- 2 EL Olivenöl

Zubereitung:

1. Kartoffeln in leicht gesalzenem Wasser 10 Minuten vorkochen, abgießen.
2. In einer Pfanne Olivenöl erhitzen, Kartoffeln und Haferflocken hinzufügen.
3. Rosmarin, Salz und Pfeffer hinzufügen und bei mittlerer Hitze braten, bis die Kartoffeln goldbraun sind.
4. Regelmäßig wenden, damit die Haferflocken nicht verbrennen.
5. Heiß als Beilage servieren.

Nährwerte (pro Portion): Kalorien: 300 | Fett: 14g | Kohlenhydrate: 38g | Protein: 5g | Zucker: 2g | Natrium: 70mg

54. Hafer-Zucchini-Gratin

Zubereitungszeit: 15 Minuten | **Kochzeit:** 25 Minuten | **Portionen:** Für 2

Schwierigkeit: Mittel

Zutaten:

- 100 g Haferflocken
- 2 mittelgroße Zucchini, in Scheiben geschnitten
- 100 g geriebener Käse (z.B. Gouda)
- 200 ml Milch
- 1 Knoblauchzehe, fein gehackt
- Salz und Pfeffer
- 1 EL Olivenöl

Zubereitung:

1. Backofen auf 180°C vorheizen.

2. Zucchinischeiben in eine gefettete Auflaufform schichten.

3. In einer Schüssel Haferflocken, Milch, Knoblauch, Salz und Pfeffer vermischen.

4. Die Hafermilchmischung über die Zucchini gießen.

5. Mit geriebenem Käse bestreuen und im Ofen 25 Minuten backen, bis die Oberfläche goldbraun ist.

6. Heiß servieren.

Nährwerte (pro Portion): Kalorien: 350 | Fett: 20g | Kohlenhydrate: 28g | Protein: 15g | Zucker: 6g | Natrium: 320mg

55. Cremiger Hafer-Pilz-Beilagensalat

Zubereitungszeit: 10 Minuten | **Kochzeit:** 10 Minuten | **Portionen:** Für 2

Schwierigkeit: Einfach

Zutaten:

- 100 g Haferflocken
- 200 g Champignons, in Scheiben geschnitten
- 1 Zwiebel, fein gewürfelt
- 1 Knoblauchzehe, fein gehackt
- 100 ml Sahne
- Salz und Pfeffer
- 1 EL Petersilie, gehackt
- 2 EL Olivenöl

Zubereitung:

1. Olivenöl in einer Pfanne erhitzen und Zwiebel sowie Knoblauch glasig dünsten.

2. Champignons hinzufügen und braten, bis sie weich sind.

3. Haferflocken einstreuen und kurz mitbraten.

4. Sahne hinzugießen und unter Rühren eindicken lassen.

5. Mit Salz, Pfeffer und Petersilie würzen.

6. Warm als Beilage zu Fleisch oder Fisch servieren.

Nährwerte (pro Portion): Kalorien: 320 | Fett: 22g | Kohlenhydrate: 24g | Protein: 8g | Zucker: 4g | Natrium: 150mg

Zubereitungszeit: 15 Minuten | **Kochzeit:** 20 Minuten | **Portionen:** Für 2

Schwierigkeit: Einfach

Zutaten:

- 100 g Haferflocken
- 200 g Kartoffeln, gerieben
- 1 kleine Zwiebel, fein gewürfelt
- 1 Ei
- Salz und Pfeffer
- 2 EL Olivenöl

Zubereitung:

1. Kartoffeln schälen, reiben und das überschüssige Wasser ausdrücken.
2. Haferflocken, geriebene Kartoffeln, Zwiebel und Ei in einer Schüssel vermengen. Mit Salz und Pfeffer würzen.
3. In einer Pfanne Olivenöl erhitzen.
4. Mischung portionenweise in die Pfanne geben und flach drücken, um Rösti-Form zu erreichen.
5. Bei mittlerer Hitze von beiden Seiten goldbraun und knusprig braten.
6. Auf Küchenpapier abtropfen lassen und heiß servieren.

Nährwerte (pro Portion): Kalorien: 350 | Fett: 15g | Kohlenhydrate: 45g | Protein: 8g | Zucker: 3g | Natrium: 70mg

Zubereitungszeit: 10 Minuten | **Kochzeit:** 0 Minuten | **Portionen:** Für 2

Schwierigkeit: Einfach

Zutaten:

- 100 g Haferflocken, gekocht und abgekühlt
- 100 g Granatapfelkerne
- 50 g Feta, zerbröckelt
- 1 Handvoll Rucola
- 1 EL Balsamico-Essig
- 2 EL Olivenöl

- Salz und Pfeffer

Zubereitung:

1. Gekochte Haferflocken in eine Salatschüssel geben.
2. Rucola, Granatapfelkerne und Feta hinzufügen.
3. Olivenöl und Balsamico-Essig darüber gießen und alles gut vermischen.
4. Mit Salz und Pfeffer abschmecken.
5. Sofort servieren, ideal als frische Beilage zu gegrilltem Fleisch oder Fisch.

Nährwerte (pro Portion): Kalorien: 280 | Fett: 18g | Kohlenhydrate: 24g | Protein: 7g | Zucker: 8g | Natrium: 180mg

58. Hafer-Zwiebel-Brot

Zubereitungszeit: 20 Minuten (plus 1 Stunde Ruhezeit) | **Kochzeit:** 30 Minuten | **Portionen:** Für 2

Schwierigkeit: Mittel

Zutaten:

- 150 g Hafermehl
- 100 g Vollkornmehl
- 1 Päckchen Trockenhefe
- 1 TL Zucker
- 200 ml warmes Wasser
- 1 kleine Zwiebel, in Ringe geschnitten
- 1 EL Olivenöl
- 1 TL Salz

Zubereitung:

1. Hefe und Zucker in warmem Wasser auflösen und 10 Minuten stehen lassen.
2. Hafermehl, Vollkornmehl und Salz in einer großen Schüssel mischen.
3. Hefe-Wasser hinzufügen und zu einem glatten Teig kneten.
4. Teig abdecken und an einem warmen Ort 1 Stunde gehen lassen.
5. Teig nochmals kurz durchkneten, in eine Brotform geben und mit Zwiebelringen belegen.
6. Mit Olivenöl beträufeln und im vorgeheizten Ofen bei 200°C 30 Minuten backen.

Nährwerte (pro Portion): Kalorien: 420 | Fett: 8g | Kohlenhydrate: 76g | Protein: 14g | Zucker: 5g | Natrium: 600mg

Zubereitungszeit: 5 Minuten | **Kochzeit:** 15 Minuten | **Portionen:** Für 2

Schwierigkeit: Einfach

Zutaten:

- 100 g Haferflocken, fein gemahlen
- 500 ml Gemüsebrühe
- 50 g Parmesan, gerieben
- 2 EL frische Kräuter (Petersilie, Basilikum, Schnittlauch), gehackt
- Salz und Pfeffer

Zubereitung:

1. Gemüsebrühe in einem Topf zum Kochen bringen.
2. Gemahlene Haferflocken langsam einrühren und bei niedriger Hitze 10-15 Minuten köcheln lassen, bis die Masse eindickt.
3. Parmesan und Kräuter unterrühren und mit Salz und Pfeffer abschmecken.
4. Die Polenta auf Tellern anrichten und mit einem Klecks Butter oder Olivenöl servieren.

Nährwerte (pro Portion): Kalorien: 330 | Fett: 12g | Kohlenhydrate: 42g | Protein: 15g | Zucker: 1g | Natrium: 950mg

Zubereitungszeit: 20 Minuten | **Kochzeit:** 25 Minuten | **Portionen:** Für 2

Schwierigkeit: Mittel

Zutaten:

- 100 g Haferflocken
- 100 g gemischtes Gemüse (Karotten, Erbsen, Mais)
- 2 Eier
- 50 ml Milch
- 50 g geriebener Käse
- Salz und Pfeffer
- 1 EL Olivenöl

Zubereitung:

1. Haferflocken in leicht gesalzenem Wasser 10 Minuten kochen, abgießen und abkühlen lassen.

2. Gemüse blanchieren und fein hacken.

3. Eier, Milch und Käse in einer Schüssel verquirlen.

4. Haferflocken, Gemüse und Eiermischung vermengen. Mit Salz und Pfeffer würzen.

5. Mischung in kleine gefettete Förmchen füllen.

6. Im vorgeheizten Ofen bei 180°C etwa 25 Minuten backen, bis die Timbales fest sind.

7. Warm servieren, ideal als Beilage oder als leichtes Hauptgericht.

Nährwerte (pro Portion): Kalorien: 350 | Fett: 18g | Kohlenhydrate: 32g | Protein: 18g | Zucker: 5g | Natrium: 300mg

Kapitel 5: Desserts mit Hafermehl

Löffeldesserts.

61.   Hafermehl-Vanillepudding

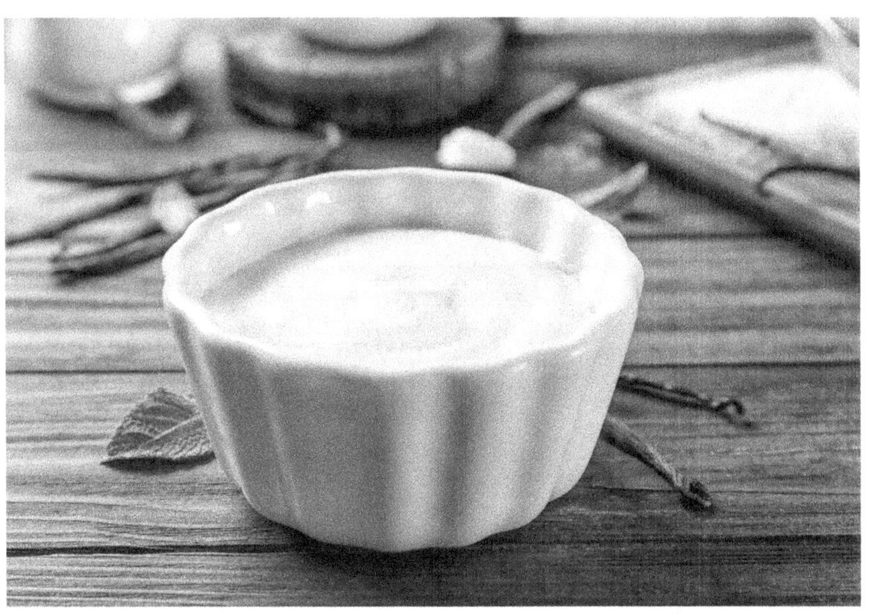

Zubereitungszeit: 10 Minuten | **Kochzeit:** 20 Minuten | **Portionen:** Für 2
Schwierigkeit: Einfach

Zutaten:

- 50 g Hafermehl
- 500 ml Milch
- 2 EL Zucker
- 1 Vanilleschote, ausgekratzt
- 1 Prise Salz

Zubereitung:

1. Milch in einem Topf zum Kochen bringen. Vanillemark und Schote hinzufügen.
2. Hafermehl langsam einrühren, dabei ständig umrühren, um Klumpen zu vermeiden.
3. Zucker und Salz hinzufügen und bei niedriger Hitze 15 Minuten köcheln lassen, bis die Mischung eindickt.

4. Vanilleschote entfernen und den Pudding in Dessertschalen füllen.

5. Vor dem Servieren im Kühlschrank abkühlen lassen.

Nährwerte (pro Portion): Kalorien: 250 | Fett: 5g | Kohlenhydrate: 40g | Protein: 10g | Zucker: 20g | Natrium: 130mg

62. Schokoladen-Hafer-Creme

Zubereitungszeit: 5 Minuten | **Kochzeit:** 10 Minuten | **Portionen:** Für 2

Schwierigkeit: Einfach

Zutaten:

- 40 g Hafermehl
- 400 ml Milch
- 2 EL Kakaopulver
- 3 EL Zucker
- 1 Prise Salz

Zubereitung:

1. Milch in einem Topf zum Kochen bringen.

2. Hafermehl, Kakaopulver und Zucker hinzufügen und gut verrühren.

3. Bei mittlerer Hitze kochen, bis die Mischung eindickt, etwa 10 Minuten.

4. Salz einrühren und vom Herd nehmen.

5. In Dessertschalen füllen und abkühlen lassen.

Nährwerte (pro Portion): Kalorien: 270 | Fett: 6g | Kohlenhydrate: 45g | Protein: 8g | Zucker: 25g | Natrium: 180mg

63. Apfel-Zimt-Hafercreme

Zubereitungszeit: 10 Minuten | **Kochzeit:** 15 Minuten | **Portionen:** Für 2

Schwierigkeit: Einfach

Zutaten:

- 50 g Hafermehl
- 500 ml Apfelsaft
- 1 Apfel, gewürfelt
- 1 TL Zimt
- 2 EL Honig

Zubereitung:

1. Apfelsaft in einem Topf zum Kochen bringen.

2. Hafermehl einrühren und bei mittlerer Hitze köcheln lassen.

3. Gewürfelten Apfel und Zimt hinzufügen und weiter köcheln lassen, bis der Apfel weich ist.

4. Honig einrühren und vom Herd nehmen.

5. In Dessertschalen füllen und vor dem Servieren abkühlen lassen.

Nährwerte (pro Portion): Kalorien: 260 | Fett: 2g | Kohlenhydrate: 58g | Protein: 4g | Zucker: 42g | Natrium: 20mg

64. Mango-Kokos-Haferdessert

Zubereitungszeit: 10 Minuten | **Kochzeit:** 0 Minuten | **Portionen:** Für 2

Schwierigkeit: Einfach

Zutaten:

- 50 g Hafermehl
- 200 ml Kokosmilch
- 1 reife Mango, püriert
- 2 EL Kokosraspeln
- 1 EL Agavendicksaft

Zubereitung:

1. Kokosmilch in einer Schüssel mit Hafermehl verrühren, bis keine Klumpen mehr vorhanden sind.

2. Mango, Kokosraspeln und Agavendicksaft hinzufügen und gut vermischen.

3. Die Mischung in Dessertschalen füllen und mindestens eine Stunde im Kühlschrank kühlen, bis sie fest wird.

4. Vor dem Servieren mit zusätzlichen Kokosraspeln garnieren.

Nährwerte (pro Portion): Kalorien: 320 | Fett: 18g | Kohlenhydrate: 36g | Protein: 4g | Zucker: 24g | Natrium: 15mg

65. Kürbis-Hafer-Pudding

Zubereitungszeit: 10 Minuten | **Kochzeit:** 20 Minuten | **Portionen:** Für 2

Schwierigkeit: Einfach

Zutaten:

- 50 g Hafermehl
- 200 g Kürbispüree
- 500 ml Milch
- 3 EL brauner Zucker
- 1 TL Pumpkin Pie Gewürz
- 1 Prise Salz

Zubereitung:

1. Milch in einem Topf zum Kochen bringen.
2. Hafermehl langsam einrühren und stetig umrühren, um Klumpen zu vermeiden.
3. Kürbispüree, Zucker, Pumpkin Pie Gewürz und Salz hinzufügen und gut verrühren.
4. Bei niedriger Hitze köcheln lassen, bis die Mischung eindickt, etwa 20 Minuten.
5. In Dessertschalen füllen und vor dem Servieren kühlen.

Nährwerte (pro Portion): Kalorien: 300 | Fett: 5g | Kohlenhydrate: 54g | Protein: 8g | Zucker: 30g | Natrium: 100mg

66. Hafer-Birnen-Crumble

Zubereitungszeit: 15 Minuten | **Kochzeit:** 25 Minuten | **Portionen:** Für 2

Schwierigkeit: Einfach

Zutaten:

- 50 g Hafermehl
- 2 große Birnen, geschält und gewürfelt
- 50 g Haferflocken
- 30 g Butter, kalt und gewürfelt
- 30 g brauner Zucker
- 1/2 TL Zimt
- 1 Prise Muskat

Zubereitung:

1. Ofen auf 180°C vorheizen.

2. Birnenstücke in eine kleine Auflaufform geben und mit Zimt sowie Muskat bestreuen.

3. In einer Schüssel Hafermehl, Haferflocken, braunen Zucker und Butter vermischen. Mit den Fingern zu einer krümeligen Masse verarbeiten.

4. Die Krümelmasse gleichmäßig über die Birnen streuen.

5. Im Ofen für 25 Minuten backen, bis die Oberfläche golden und knusprig ist.

6. Warm servieren, idealerweise mit einer Kugel Vanilleeis.

Nährwerte (pro Portion): Kalorien: 350 | Fett: 15g | Kohlenhydrate: 50g | Protein: 5g | Zucker: 30g | Natrium: 10mg

67.   Cremige Hafer-Zitronen-Pudding

Zubereitungszeit: 10 Minuten | **Kochzeit:** 15 Minuten | **Portionen:** Für 2
Schwierigkeit: Einfach
Zutaten:

- 50 g Hafermehl
- 400 ml Milch
- Schale und Saft von 1 Zitrone
- 2 EL Zucker
- 1 Prise Salz

Zubereitung:

1. Milch in einem Topf erhitzen, aber nicht kochen lassen.

2. Zitronenschale, Zitronensaft, Zucker und Salz hinzufügen.

3. Hafermehl langsam einrühren und ständig umrühren, um Klumpen zu vermeiden.

4. Auf niedriger Hitze 15 Minuten köcheln lassen, bis die Mischung dickflüssig wird.

5. In Dessertschalen füllen und abkühlen lassen.

6. Mit etwas frisch geriebener Zitronenschale garnieren und kalt servieren.

Nährwerte (pro Portion): Kalorien: 250 | Fett: 5g | Kohlenhydrate: 40g | Protein: 8g | Zucker: 20g | Natrium: 80mg

Zubereitungszeit: 20 Minuten | **Kochzeit:** 0 Minuten | **Portionen:** Für 2

Schwierigkeit: Mittel

Zutaten:

- 50 g Hafermehl
- 150 g frische Himbeeren
- 100 g Mascarpone
- 50 ml starker Kaffee, abgekühlt
- 2 EL Zucker
- 1 TL Vanilleextrakt
- Kakao zum Bestäuben

Zubereitung:

1. Hafermehl mit Kaffee in einer kleinen Schüssel vermischen, bis es aufgequollen ist.
2. In einer anderen Schüssel Mascarpone mit Zucker und Vanille glatt rühren.
3. Eine Schicht aufgequollenes Hafermehl in zwei Dessertgläser geben.
4. Eine Schicht Mascarponecreme darauf verteilen, dann frische Himbeeren daraufsetzen.
5. Die Schichten wiederholen, bis die Gläser gefüllt sind.
6. Mit Kakao bestäuben und mindestens eine Stunde im Kühlschrank fest werden lassen.

Nährwerte (pro Portion): Kalorien: 350 | Fett: 20g | Kohlenhydrate: 35g | Protein: 6g | Zucker: 20g | Natrium: 70mg

Zubereitungszeit: 10 Minuten | **Kochzeit:** 15 Minuten | **Portionen:** Für 2

Schwierigkeit: Einfach

Zutaten:

- 50 g Hafermehl
- 2 Äpfel, geschält und gewürfelt
- 30 g Zucker
- 1/2 TL Zimt
- 300 ml Milch
- 2 EL Schlagsahne zum Garnieren

Zubereitung:

1. Äpfel mit Zucker in einer Pfanne karamellisieren lassen.

2. Zimt und Hafermehl hinzufügen und kurz mit den Äpfeln anbraten.

3. Milch dazugeben und alles zusammen 10 Minuten köcheln lassen, bis die Äpfel weich sind.

4. Die Mischung pürieren und in Dessertschalen füllen.

5. Mit Schlagsahne garnieren und kalt servieren.

Nährwerte (pro Portion): Kalorien: 300 | Fett: 10g | Kohlenhydrate: 45g | Protein: 5g | Zucker: 30g | Natrium: 80mg

70. Hafer-Schoko-Pudding mit Beeren

Zubereitungszeit: 5 Minuten | **Kochzeit:** 10 Minuten | **Portionen:** Für 2

Schwierigkeit: Einfach

Zutaten:

- 40 g Hafermehl
- 300 ml Milch
- 2 EL Kakaopulver
- 3 EL Zucker
- 100 g gemischte Beeren (Himbeeren, Blaubeeren)
- 1 Prise Salz

Zubereitung:

1. Milch in einem Topf zum Kochen bringen.

2. Kakaopulver, Zucker, Salz und Hafermehl einrühren und gut vermischen.

3. Bei mittlerer Hitze kochen, bis die Mischung eindickt, etwa 10 Minuten.

4. Pudding in Dessertschalen füllen und kurz abkühlen lassen.

5. Mit frischen Beeren garnieren und kalt servieren.

Nährwerte (pro Portion): Kalorien: 280 | Fett: 6g | Kohlenhydrate: 50g | Protein: 8g | Zucker: 30g | Natrium: 150mg

71. Haferflocken-Kokos-Kekse

Zubereitungszeit: 15 Minuten | **Backzeit:** 10 Minuten | **Portionen:** Für 2

Schwierigkeit: Einfach

Zutaten:

- 100 g Hafermehl
- 50 g Kokosraspeln
- 50 g Zucker
- 1 Ei
- 50 ml Kokosöl, geschmolzen
- 1 TL Vanilleextrakt
- 1 Prise Salz

Zubereitung:

1. Backofen auf 180°C vorheizen und ein Backblech mit Backpapier auslegen.
2. Hafermehl, Kokosraspeln und Salz in einer Schüssel vermischen.
3. In einer anderen Schüssel Ei, Zucker, geschmolzenes Kokosöl und Vanilleextrakt schaumig schlagen.
4. Trockene Zutaten zur Eimischung geben und gut verrühren.
5. Mit einem Löffel kleine Portionen auf das Backblech setzen und leicht flach drücken.
6. Im Ofen für etwa 10 Minuten backen, bis die Ränder goldbraun sind.
7. Auf einem Kuchengitter abkühlen lassen.

Nährwerte (pro Portion): Kalorien: 350 | Fett: 18g | Kohlenhydrate: 40g | Protein: 5g | Zucker: 20g | Natrium: 120mg

Zubereitungszeit: 10 Minuten | **Kochzeit:** 0 Minuten | **Portionen:** Für 2

Schwierigkeit: Einfach

Zutaten:

- 100 g Haferflocken
- 100 g Datteln, entsteint und gehackt
- 50 g Mandeln, gemahlen
- 2 EL Honig
- 1 TL Zimt
- 1 Prise Salz

Zubereitung:

1. Datteln in einer Küchenmaschine pürieren, bis eine klebrige Masse entsteht.
2. Haferflocken, gemahlene Mandeln, Honig, Zimt und Salz hinzufügen und weiter mixen, bis alles gut vermischt ist.
3. Aus der Mischung kleine Bällchen formen.
4. Die Bällchen im Kühlschrank für mindestens eine Stunde fest werden lassen.
5. Kalt servieren oder für unterwegs verpacken.

Nährwerte (pro Portion): Kalorien: 320 | Fett: 10g | Kohlenhydrate: 50g | Protein: 7g | Zucker: 30g | Natrium: 50mg

Zubereitungszeit: 15 Minuten | **Backzeit:** 25 Minuten | **Portionen:** Für 2

Schwierigkeit: Einfach

Zutaten:

- 100 g Hafermehl
- 2 reife Bananen, zerdrückt
- 50 g getrocknete Cranberries
- 50 g Walnüsse, gehackt
- 2 EL Honig
- 1 Prise Zimt
- 1 Prise Salz

Zubereitung:

1. Backofen auf 180°C vorheizen und eine kleine Backform mit Backpapier auslegen.

2. Alle Zutaten in einer großen Schüssel gründlich vermischen.

3. Die Mischung gleichmäßig in der vorbereiteten Form verteilen und glatt streichen.

4. Im Ofen für etwa 25 Minuten backen, bis die Oberfläche fest ist.

5. Vollständig abkühlen lassen und in Riegel schneiden.

Nährwerte (pro Portion): Kalorien: 380 | Fett: 12g | Kohlenhydrate: 60g | Protein: 8g | Zucker: 30g | Natrium: 80mg

74. Zitronen-Hafer-Kekse

Zubereitungszeit: 15 Minuten | **Backzeit:** 12 Minuten | **Portionen:** Für 2

Schwierigkeit: Einfach

Zutaten:

- 100 g Hafermehl
- 50 g Zucker
- 50 g Butter, weich
- 1 Ei
- Schale und Saft einer Zitrone
- 1 TL Backpulver
- 1 Prise Salz

Zubereitung:

1. Backofen auf 180°C vorheizen und ein Backblech mit Backpapier auslegen.

2. Butter und Zucker schaumig schlagen. Ei, Zitronenschale und -saft hinzufügen und gut verrühren.

3. Hafermehl, Backpulver und Salz mischen und zur Butter-Zucker-Mischung geben. Alles zu einem geschmeidigen Teig verarbeiten.

4. Teelöffelgroße Portionen des Teigs auf das Backblech setzen und leicht flach drücken.

5. Im Ofen für 12 Minuten backen oder bis sie leicht goldbraun sind.

6. Auf einem Kuchengitter abkühlen lassen.

Nährwerte (pro Portion): Kalorien: 300 | Fett: 12g | Kohlenhydrate: 42g | Protein: 5g | Zucker: 20g | Natrium: 150mg

Zubereitungszeit: 15 Minuten | **Kochzeit:** 0 Minuten | **Portionen:** Für 2

Schwierigkeit: Einfach

Zutaten:

- 50 g Hafermehl
- 50 g Haferflocken
- 50 g dunkle Schokolade, geschmolzen
- 50 g Mandeln, grob gehackt
- 2 EL Kokosöl
- 2 EL Honig
- 1 Prise Salz

Zubereitung:

1. Hafermehl und Haferflocken in einer Schüssel mischen.
2. Geschmolzene Schokolade, Kokosöl, Honig und Salz dazugeben und gut verrühren.
3. Mandeln unterheben.
4. Die Masse auf ein mit Backpapier ausgelegtes Backblech geben und gleichmäßig verteilen.
5. Im Kühlschrank mindestens 2 Stunden kühlen, bis die Masse fest ist.
6. In Riegel schneiden und servieren.

Nährwerte (pro Portion): Kalorien: 350 | Fett: 22g | Kohlenhydrate: 32g | Protein: 6g | Zucker: 18g | Natrium: 50mg

Zubereitungszeit: 15 Minuten | **Backzeit:** 12 Minuten | **Portionen:** Für 2

Schwierigkeit: Einfach

Zutaten:

- 100 g Hafermehl
- 50 g Rohrzucker
- 50 g Butter, weich
- 1 TL geriebener frischer Ingwer
- 1 Ei
- 1/2 TL Backpulver
- 1 Prise Salz

Zubereitung:

1. Backofen auf 180°C vorheizen und ein Backblech mit Backpapier auslegen.
2. Butter und Zucker in einer Schüssel cremig rühren.
3. Ei und Ingwer hinzufügen und gut vermischen.
4. Hafermehl, Backpulver und Salz in einer anderen Schüssel mischen und dann zur Butter-Zucker-Mischung geben.
5. Alles zu einem gleichmäßigen Teig verrühren.
6. Kleine Teighäufchen auf das Backblech setzen und leicht flach drücken.
7. Im Ofen für ca. 12 Minuten backen, bis die Ränder goldbraun sind.
8. Auf einem Kuchengitter abkühlen lassen.

Nährwerte (pro Portion): Kalorien: 320 | Fett: 14g | Kohlenhydrate: 42g | Protein: 5g | Zucker: 20g | Natrium: 150mg

---

77. Hafer-Beeren-Energieriegel

Zubereitungszeit: 20 Minuten | **Backzeit:** 15 Minuten | **Portionen:** Für 2

Schwierigkeit: Einfach

Zutaten:

- 100 g Haferflocken
- 50 g Hafermehl
- 50 g gemischte getrocknete Beeren (Cranberries, Blaubeeren)
- 30 g Sonnenblumenkerne
- 2 EL Honig
- 50 ml Apfelsaft
- 1 Prise Salz

Zubereitung:

1. Backofen auf 180°C vorheizen und eine kleine Backform mit Backpapier auslegen.
2. Haferflocken, Hafermehl, Beeren und Sonnenblumenkerne in einer Schüssel mischen.
3. Honig, Apfelsaft und Salz in einem kleinen Topf erhitzen, bis der Honig geschmolzen ist.
4. Die flüssigen Zutaten über die trockenen gießen und gründlich vermischen.
5. Die Mischung in die vorbereitete Form drücken und glatt streichen.
6. Im Ofen für etwa 15 Minuten backen.
7. Vollständig abkühlen lassen und in Riegel schneiden.

Nährwerte (pro Portion): Kalorien: 350 | Fett: 10g | Kohlenhydrate: 55g | Protein: 8g | Zucker: 25g | Natrium: 50mg

78.   Schoko-Hafer-Cookies

Zubereitungszeit: 15 Minuten | **Backzeit:** 10 Minuten | **Portionen:** Für 2

Schwierigkeit: Einfach

Zutaten:

- 100 g Hafermehl
- 50 g dunkle Schokolade, gehackt
- 50 g Zucker
- 50 g weiche Butter
- 1 Ei
- 1/2 TL Natron
- 1 Prise Salz

Zubereitung:

1. Backofen auf 180°C vorheizen und ein Backblech mit Backpapier auslegen.
2. Butter und Zucker schaumig schlagen.
3. Ei hinzufügen und gut verrühren.
4. Hafermehl, Natron und Salz dazugeben und zu einem Teig verarbeiten.
5. Schokoladenstücke unterheben.
6. Mit einem Löffel kleine Portionen auf das Backblech setzen und leicht flach drücken.
7. Ca. 10 Minuten backen, bis die Cookies goldbraun sind.
8. Auf einem Kuchengitter abkühlen lassen.

Nährwerte (pro Portion): Kalorien: 320 | Fett: 16g | Kohlenhydrate: 40g | Protein: 5g | Zucker: 20g | Natrium: 120mg

79. Vegane Hafer-Dattel-Riegel

Zubereitungszeit: 20 Minuten | **Kochzeit:** 0 Minuten | **Portionen:** Für 2

Schwierigkeit: Einfach

Zutaten:

- 100 g Haferflocken
- 50 g Datteln, entsteint und fein gehackt
- 50 g Mandelbutter
- 2 EL Ahornsirup
- 1 TL Vanilleextrakt
- 1 Prise Zimt

Zubereitung:

1. Datteln, Mandelbutter, Ahornsirup, Vanilleextrakt und Zimt in einer Küchenmaschine zu einer gleichmäßigen Masse verarbeiten.
2. Haferflocken hinzufügen und erneut mixen, bis alles gut verbunden ist.
3. Die Mischung in eine mit Backpapier ausgelegte Form drücken und gleichmäßig verteilen.
4. Mindestens 2 Stunden im Kühlschrank fest werden lassen.
5. In Riegel schneiden und servieren.

Nährwerte (pro Portion): Kalorien: 340 | Fett: 14g | Kohlenhydrate: 48g | Protein: 8g | Zucker: 24g | Natrium: 10mg

80. Hafer-Pekannuss-Cookies

Zubereitungszeit: 15 Minuten | **Backzeit:** 12 Minuten | **Portionen:** Für 2

Schwierigkeit: Einfach

Zutaten:

- 100 g Hafermehl
- 50 g Pekannüsse, grob gehackt
- 50 g Zucker
- 50 g Butter, weich
- 1 Ei
- 1/2 TL Backpulver
- 1 Prise Salz

Zubereitung:

1. Backofen auf 180°C vorheizen und ein Backblech mit Backpapier auslegen.

2. Butter und Zucker in einer Schüssel schaumig schlagen.

3. Ei hinzufügen und gut verrühren.

4. Hafermehl, Backpulver und Salz einrühren.

5. Pekannüsse unterheben.

6. Mit einem Löffel kleine Portionen auf das Backblech setzen und leicht flach drücken.

7. Ca. 12 Minuten backen, bis die Ränder goldbraun sind.

8. Auf einem Kuchengitter abkühlen lassen.

Nährwerte (pro Portion): Kalorien: 330 | Fett: 18g | Kohlenhydrate: 40g | Protein: 5g | Zucker: 20g | Natrium: 150mg

Kapitel 6: Gesunde Snacks

Smoothies und Shakes.

81. Hafer-Apfel-Zimt-Smoothie

Zubereitungszeit: 5 Minuten | **Kochzeit:** 0 Minuten | **Portionen:** Für 2

Schwierigkeit: Einfach

Zutaten:

- 100 g Haferflocken
- 2 Äpfel, geschält und grob gehackt
- 1/2 TL Zimt
- 300 ml Mandelmilch
- 1 EL Honig
- Eiswürfel

Zubereitung:

1. Haferflocken in einem Mixer zu einem feinen Pulver mahlen.
2. Äpfel, Zimt, Mandelmilch und Honig hinzufügen.
3. Alles zusammen mit einigen Eiswürfeln bis zur gewünschten Konsistenz mixen.
4. In Gläser füllen und sofort servieren.
5. Optional mit einer Prise Zimt garnieren.

Nährwerte (pro Portion): Kalorien: 290 | Fett: 4g | Kohlenhydrate: 55g | Protein: 5g | Zucker: 25g | Natrium: 80mg

82. Beeren-Hafer-Smoothie

Zubereitungszeit: 5 Minuten | **Kochzeit:** 0 Minuten | **Portionen:** Für 2

Schwierigkeit: Einfach

Zutaten:

- 100 g Haferflocken
- 200 g gemischte Beeren (frisch oder gefroren)
- 300 ml Joghurt
- 1 EL Leinsamen

- 1 EL Honig

Zubereitung:

1. Haferflocken in einem Mixer zu einem feinen Pulver mahlen.
2. Beeren, Joghurt, Leinsamen und Honig hinzufügen.
3. Alles zu einem glatten Smoothie mixen.
4. Sofort in Gläser füllen und genießen.
5. Mit ein paar Beeren oben drauf garnieren.

Nährwerte (pro Portion): Kalorien: 310 | Fett: 5g | Kohlenhydrate: 55g | Protein: 10g | Zucker: 30g | Natrium: 50mg

83. Grünkohl-Hafer-Smoothie

Zubereitungszeit: 5 Minuten | **Kochzeit:** 0 Minuten | **Portionen:** Für 2

Schwierigkeit: Einfach

Zutaten:

- 100 g Haferflocken
- 100 g frischer Grünkohl, grob gehackt
- 1 reife Banane
- 300 ml Kokoswasser
- 1 EL Chiasamen

Zubereitung:

1. Haferflocken in einem Mixer zu einem feinen Pulver mahlen.
2. Grünkohl, Banane, Kokoswasser und Chiasamen hinzufügen.
3. Alles zu einem glatten Smoothie verarbeiten.
4. In hohe Gläser füllen und sofort servieren.
5. Optional mit einem Löffel Chiasamen garnieren.

Nährwerte (pro Portion): Kalorien: 280 | Fett: 4g | Kohlenhydrate: 50g | Protein: 8g | Zucker: 15g | Natrium: 30mg

84. Karotten-Ingwer-Hafer-Smoothie

Zubereitungszeit: 5 Minuten | **Kochzeit:** 0 Minuten | **Portionen:** Für 2

Schwierigkeit: Einfach

Zutaten:

- 100 g Haferflocken
- 200 g Karotten, geschält und grob gehackt
- 2 cm frischer Ingwer, geschält und gehackt
- 300 ml Karottensaft
- 1 EL Ahornsirup

Zubereitung:

1. Haferflocken in einem Mixer zu einem feinen Pulver mahlen.
2. Karotten, Ingwer, Karottensaft und Ahornsirup hinzufügen.
3. Alles zu einem glatten, erfrischenden Smoothie mixen.
4. In Gläser füllen und sofort genießen.
5. Mit einer dünnen Scheibe Ingwer garnieren.

Nährwerte (pro Portion): Kalorien: 270 | Fett: 3g | Kohlenhydrate: 55g | Protein: 6g | Zucker: 30g | Natrium: 70mg

85. Exotischer Mango-Hafer-Smoothie

Zubereitungszeit: 5 Minuten | **Kochzeit:** 0 Minuten | **Portionen:** Für 2

Schwierigkeit: Einfach

Zutaten:

- 100 g Haferflocken
- 1 reife Mango, geschält und gewürfelt
- 300 ml Mandelmilch
- 1 EL Kokosraspeln
- 1 EL Honig

Zubercitung:

1. Haferflocken in einem Mixer zu einem feinen Pulver mahlen.
2. Mango, Mandelmilch, Kokosraspeln und Honig hinzufügen.
3. Alles zu einem cremigen Smoothie mixen.
4. In Gläser füllen und sofort servieren.

5. Mit einer Prise Kokosraspeln oben drauf garnieren.

Nährwerte (pro Portion): Kalorien: 320 | Fett: 6g | Kohlenhydrate: 60g | Protein: 6g | Zucker: 35g | Natrium: 40mg

86.   Hafer-Blaubeer-Shake

Zubereitungszeit: 5 Minuten | **Kochzeit:** 0 Minuten | **Portionen:** Für 2

Schwierigkeit: Einfach

Zutaten:

- 100 g Haferflocken
- 150 g frische Blaubeeren
- 300 ml Milch oder Pflanzenmilch
- 1 EL Honig
- 1 EL Leinsamen

Zubereitung:

1. Haferflocken in einem Mixer zu einem feinen Pulver mahlen.
2. Blaubeeren, Milch, Honig und Leinsamen hinzufügen.
3. Alle Zutaten zu einem glatten Shake mixen.
4. In hohe Gläser füllen und sofort servieren.
5. Mit ein paar zusätzlichen Blaubeeren als Garnitur verzieren.

Nährwerte (pro Portion): Kalorien: 280 | Fett: 4g | Kohlenhydrate: 50g | Protein: 10g | Zucker: 20g | Natrium: 80mg

87.   Erdnussbutter-Hafer-Smoothie

Zubereitungszeit: 5 Minuten | **Kochzeit:** 0 Minuten | **Portionen:** Für 2

Schwierigkeit: Einfach

Zutaten:

- 100 g Haferflocken
- 2 EL Erdnussbutter
- 1 reife Banane
- 300 ml Milch oder Pflanzenmilch
- 1 TL Kakaopulver

Zubereitung:

1. Haferflocken in einem Mixer zu einem feinen Pulver mahlen.

2. Erdnussbutter, Banane, Milch und Kakaopulver hinzufügen.

3. Zu einem cremigen Smoothie mixen.

4. In Gläser füllen und sofort genießen.

5. Optional mit einer Prise Kakaopulver bestreuen.

Nährwerte (pro Portion): Kalorien: 320 | Fett: 10g | Kohlenhydrate: 45g | Protein: 12g | Zucker: 20g | Natrium: 100mg

88. Pfirsich-Hafer-Shake

Zubereitungszeit: 5 Minuten | **Kochzeit:** 0 Minuten | **Portionen:** Für 2

Schwierigkeit: Einfach

Zutaten:

- 100 g Haferflocken
- 2 reife Pfirsiche, entkernt und geschnitten
- 300 ml Mandelmilch
- 1 TL Vanilleextrakt
- 1 EL Honig

Zubereitung:

1. Haferflocken in einem Mixer zu einem feinen Pulver mahlen.

2. Pfirsiche, Mandelmilch, Vanilleextrakt und Honig hinzufügen.

3. Zu einem glatten und cremigen Shake mixen.

4. In Gläser füllen und sofort genießen.

5. Mit dünnen Pfirsichscheiben als Garnitur servieren.

Nährwerte (pro Portion): Kalorien: 280 | Fett: 3g | Kohlenhydrate: 55g | Protein: 8g | Zucker: 30g | Natrium: 50mg

Zubereitungszeit: 5 Minuten | **Kochzeit:** 0 Minuten | **Portionen:** Für 2

Schwierigkeit: Einfach

Zutaten:

- 50 g Haferflocken
- 100 g frischer Grünkohl, gehackt
- 1 Apfel, geschält und geschnitten
- 300 ml Wasser
- 1 EL Honig
- 1 EL Zitronensaft

Zubereitung:

1. Haferflocken in einem Mixer zu einem feinen Pulver mahlen.
2. Grünkohl, Apfel, Wasser, Honig und Zitronensaft hinzufügen.
3. Alles zu einem erfrischenden Smoothie mixen.
4. In Gläser füllen und sofort servieren.
5. Mit einem Apfelschnitz garnieren.

Nährwerte (pro Portion): Kalorien: 200 | Fett: 2g | Kohlenhydrate: 40g | Protein: 5g | Zucker: 20g | Natrium: 30mg

Zubereitungszeit: 5 Minuten | **Kochzeit:** 0 Minuten | **Portionen:** Für 2

Schwierigkeit: Einfach

Zutaten:

- 100 g Haferflocken
- 200 g Kürbispüree
- 300 ml Mandelmilch
- 1 TL Pumpkin Pie Gewürz
- 2 EL Ahornsirup

Zubereitung:

1. Haferflocken in einem Mixer zu einem feinen Pulver mahlen.
2. Kürbispüree, Mandelmilch, Pumpkin Pie Gewürz und Ahornsirup hinzufügen.
3. Alles zu einem geschmeidigen Smoothie mixen.

4. In Gläser füllen und mit einer Prise Gewürz bestreuen.

5. Sofort genießen oder gekühlt servieren.

Nährwerte (pro Portion): Kalorien: 250 | Fett: 4g | Kohlenhydrate: 45g | Protein: 6g | Zucker: 25g | Natrium: 60mg

91. Hafer-Kichererbsen-Cracker

Zubereitungszeit: 15 Minuten | **Backzeit:** 20 Minuten | **Portionen:** Für 2

Schwierigkeit: Mittel

Zutaten:

- 100 g Hafermehl
- 100 g Kichererbsenmehl
- 50 ml Wasser
- 2 EL Olivenöl
- 1 TL Salz
- 1 TL Rosmarin, fein gehackt

Zubereitung:

1. Ofen auf 180°C vorheizen und ein Backblech mit Backpapier auslegen.
2. Hafermehl, Kichererbsenmehl, Salz und Rosmarin in einer Schüssel mischen.
3. Wasser und Olivenöl hinzufügen und zu einem glatten Teig kneten.
4. Den Teig dünn ausrollen und in kleine Rechtecke oder gewünschte Formen schneiden.
5. Auf das Backblech legen und etwa 20 Minuten backen, bis die Cracker goldbraun und knusprig sind.
6. Abkühlen lassen und servieren.

Nährwerte (pro Portion): Kalorien: 250 | Fett: 10g | Kohlenhydrate: 35g | Protein: 8g | Zucker: 1g | Natrium: 480mg

92. Hafer- und Zimt-Mandel-Riegel

Zubereitungszeit: 10 Minuten | **Backzeit:** 15 Minuten | **Portionen:** Für 2

Schwierigkeit: Einfach

Zutaten:

- 100 g Haferflocken
- 50 g Mandeln, gehackt
- 50 ml Honig
- 1 TL Zimt

- 1 EL Kokosöl

Zubereitung:

1. Ofen auf 180°C vorheizen und ein Backblech mit Backpapier auslegen.
2. Haferflocken und Mandeln in einer Schüssel mischen.
3. Honig, Zimt und Kokosöl in einem Topf erwärmen, bis alles gut vermischt ist.
4. Die warme Mischung über die trockenen Zutaten gießen und gründlich vermengen.
5. Die Mischung auf das Backblech drücken und gleichmäßig verteilen.
6. Etwa 15 Minuten backen, bis die Riegel goldbraun sind.
7. Abkühlen lassen und in Riegel schneiden.

Nährwerte (pro Portion): Kalorien: 300 | Fett: 15g | Kohlenhydrate: 35g | Protein: 6g | Zucker: 15g | Natrium: 10mg

---

93. Hafer-Parmesan-Knusperstangen

Zubereitungszeit: 15 Minuten | **Backzeit:** 15 Minuten | **Portionen:** Für 2
Schwierigkeit: Mittel
Zutaten:

- 100 g Hafermehl
- 50 g geriebener Parmesan
- 1 Eiweiß
- 1 EL Olivenöl
- 1 Prise Knoblauchpulver
- 1 Prise Salz

Zubereitung:

1. Ofen auf 180°C vorheizen und ein Backblech mit Backpapier auslegen.
2. Hafermehl, Parmesan, Knoblauchpulver und Salz in einer Schüssel vermischen.
3. Eiweiß und Olivenöl hinzufügen und zu einem festen Teig verkneten.
4. Den Teig in kleine Streifen formen und auf das Backblech legen.
5. Etwa 15 Minuten backen, bis die Stangen goldbraun und knusprig sind.
6. Abkühlen lassen und servieren.

Nährwerte (pro Portion): Kalorien: 270 | Fett: 15g | Kohlenhydrate: 25g | Protein: 10g | Zucker: 1g | Natrium: 300mg

94.   Würzige Hafer-Süßkartoffel-Chips

Zubereitungszeit: 10 Minuten | **Backzeit:** 20 Minuten | **Portionen:** Für 2

Schwierigkeit: Einfach

Zutaten:

- 1 große Süßkartoffel, dünn geschnitten
- 50 g Haferflocken, fein gemahlen
- 2 EL Olivenöl
- 1 TL Paprikapulver
- 1/2 TL Salz

Zubereitung:

1. Ofen auf 200°C vorheizen und ein Backblech mit Backpapier auslegen.
2. Süßkartoffelscheiben in einer Schüssel mit Olivenöl, Paprikapulver und Salz vermengen.
3. Jede Scheibe in fein gemahlenen Haferflocken wenden.
4. Die Scheiben auf das Backblech legen und etwa 20 Minuten backen, bis sie knusprig sind.
5. Abkühlen lassen und servieren.

Nährwerte (pro Portion): Kalorien: 220 | Fett: 14g | Kohlenhydrate: 23g | Protein: 3g | Zucker: 5g | Natrium: 600mg

95.   Knusprige Hafer-Bananen-Chips

Zubereitungszeit: 10 Minuten | **Backzeit:** 20 Minuten | **Portionen:** Für 2

Schwierigkeit: Einfach

Zutaten:

- 2 Bananen, in dünne Scheiben geschnitten
- 50 g Haferflocken, fein gemahlen
- 1 EL Zimt
- 1 EL Honig

Zubereitung:

1. Ofen auf 180°C vorheizen und ein Backblech mit Backpapier auslegen.
2. Bananenscheiben mit Honig bestreichen und in einer Mischung aus Haferflocken und Zimt wenden.
3. Die Scheiben auf das Backblech legen und etwa 20 Minuten backen, bis sie knusprig sind.
4. Abkühlen lassen und genießen.

Nährwerte (pro Portion): Kalorien: 210 | Fett: 2g | Kohlenhydrate: 45g | Protein: 3g | Zucker: 25g | Natrium: 10mg

96.   Hafer-Kürbiskern-Cracker

Zubereitungszeit: 15 Minuten | **Backzeit:** 20 Minuten | **Portionen:** Für 2

Schwierigkeit: Mittel

Zutaten:

- 100 g Hafermehl
- 50 g Kürbiskerne, grob gehackt
- 1 EL Chiasamen
- 1 TL Meersalz
- 2 EL Olivenöl
- 100 ml Wasser

Zubereitung:

1. Ofen auf 180°C vorheizen und ein Backblech mit Backpapier auslegen.
2. Hafermehl, Kürbiskerne, Chiasamen und Meersalz in einer Schüssel mischen.
3. Olivenöl und Wasser hinzufügen und zu einem geschmeidigen Teig verkneten.
4. Den Teig dünn ausrollen und in gewünschte Formen schneiden.
5. Auf das Backblech legen und etwa 20 Minuten backen, bis die Cracker goldbraun und knusprig sind.
6. Abkühlen lassen und servieren.

Nährwerte (pro Portion): Kalorien: 280 | Fett: 15g | Kohlenhydrate: 27g | Protein: 8g | Zucker: 1g | Natrium: 580mg

97.   Süßkartoffel-Hafer-Bites

Zubereitungszeit: 20 Minuten | **Backzeit:** 25 Minuten | **Portionen:** Für 2

Schwierigkeit: Mittel

Zutaten:

- 200 g Süßkartoffeln, geschält und gerieben
- 50 g Haferflocken
- 2 EL Leinsamen
- 1 TL Paprika

- 1/2 TL Knoblauchpulver
- Salz und Pfeffer nach Geschmack
- 2 EL Olivenöl

Zubereitung:

1. Ofen auf 190°C vorheizen und ein Backblech mit Backpapier auslegen.
2. Alle Zutaten in einer großen Schüssel gut vermischen, bis eine gleichmäßige Masse entsteht.
3. Kleine Bites formen und auf das Backblech legen.
4. Im Ofen für 25 Minuten backen, zwischendurch einmal wenden, bis sie knusprig sind.
5. Warm oder kalt servieren.

Nährwerte (pro Portion): Kalorien: 270 | Fett: 14g | Kohlenhydrate: 30g | Protein: 6g | Zucker: 5g | Natrium: 320mg

98.   Knusprige Hafer- und Mandelsticks

Zubereitungszeit: 10 Minuten | **Backzeit:** 15 Minuten | **Portionen:** Für 2
Schwierigkeit: Einfach
Zutaten:

- 100 g Hafermehl
- 50 g Mandeln, fein gehackt
- 1 Eiweiß
- 1 TL Zimt
- 1 EL Honig
- 1 Prise Salz

Zubereitung:

1. Ofen auf 180°C vorheizen und ein Backblech mit Backpapier auslegen.
2. Hafermehl, Mandeln, Zimt und Salz in einer Schüssel mischen.
3. Eiweiß steif schlagen und vorsichtig unter die trockenen Zutaten heben.
4. Honig einrühren.
5. Die Mischung in Form von kleinen Sticks auf das Backblech legen.
6. Für 15 Minuten backen, bis die Sticks goldbraun und knusprig sind.
7. Abkühlen lassen und genießen.

Nährwerte (pro Portion): Kalorien: 300 | Fett: 18g | Kohlenhydrate: 27g | Protein: 10g | Zucker: 10g | Natrium: 150mg

Zubereitungszeit: 15 Minuten | **Backzeit:** 10 Minuten | **Portionen:** Für 2

Schwierigkeit: Einfach

Zutaten:

- 100 g Haferflocken
- 50 g Erdnussbutter
- 25 g Zucker
- 1 Ei
- 1/2 TL Natron
- 1 Prise Salz

Zubereitung:

1. Ofen auf 180°C vorheizen und ein Backblech mit Backpapier auslegen.
2. Alle Zutaten in einer Schüssel zu einem homogenen Teig verrühren.
3. Kleine Teigportionen auf das Backblech setzen und flach drücken.
4. Für 10 Minuten backen, bis die Cookies knusprig und goldbraun sind.
5. Auf einem Kuchengitter abkühlen lassen und servieren.

Nährwerte (pro Portion): Kalorien: 320 | Fett: 16g | Kohlenhydrate: 36g | Protein: 8g | Zucker: 12g | Natrium: 220mg

Zubereitungszeit: 15 Minuten | **Backzeit:** 20 Minuten | **Portionen:** Für 2

Schwierigkeit: Einfach

Zutaten:

- 1 Zucchini, dünn geschnitten
- 50 g Haferflocken, fein gemahlen
- 2 EL Parmesan, gerieben
- 1 TL getrocknete Kräuter (Thymian, Oregano)
- 1 Prise Salz
- 1 EL Olivenöl

Zubereitung:

1. Ofen auf 180°C vorheizen und ein Backblech mit Backpapier auslegen.
2. Zucchinischeiben in einer Schüssel mit Olivenöl und Salz vermengen.

3. Jede Scheibe in einer Mischung aus gemahlenen Haferflocken, Parmesan und Kräutern wenden.

4. Die Scheiben auf das Backblech legen und etwa 20 Minuten backen, bis sie knusprig sind.

5. Heiß oder kalt servieren.

Nährwerte (pro Portion): Kalorien: 150 | Fett: 8g | Kohlenhydrate: 15g | Protein: 5g | Zucker: 3g | Natrium: 250mg

Schlussfolgerung

Die Reise durch die Welt der Haferrezepte ist weit mehr als eine einfache Darstellung von Kochvorgängen oder eine Auflistung von Zutaten. Sie eröffnet uns vielmehr die Möglichkeit, tief in das Wesen einer nachhaltigen und gesundheitsbewussten Ernährungsweise einzutauchen, die sowohl den Körper als auch den Geist nährt. Dieses Buch war bestrebt, Ihnen nicht nur Rezepte zur Hand zu geben, sondern auch das Verständnis und die Wertschätzung für Hafer als ein vielseitiges und nahrhaftes Lebensmittel zu fördern.

Wir haben gesehen, dass Hafer mehr als nur eine Zutat für das Frühstück ist. Durch seine vielfältige Verwendbarkeit in der Küche, von herzhaften Gerichten bis hin zu süßen Leckereien, zeigt Hafer seine Stärke als fundamentaler Baustein für eine gesunde Ernährung. Die Rezepte in diesem Buch sollen Sie inspirieren, Hafer in Ihrer täglichen Küche zu integrieren, und Ihnen aufzeigen, wie einfach und schmackhaft gesundes Essen sein kann.

Die Bedeutung von Hafer erstreckt sich über seine ernährungsphysiologischen Vorteile hinaus. Er ist auch ein Symbol für eine nachhaltige Landwirtschaftspraxis. Hafer kann in vielen Klimazonen angebaut werden und benötigt im Vergleich zu anderen Getreidearten weniger Wasser, was ihn zu einer umweltfreundlichen Option macht. Indem wir Hafer wählen, tragen wir nicht nur zur Gesundheit unseres Körpers bei, sondern auch zum Schutz unserer Erde.

Dieses Buch hat auch die kulturelle Dimension des Hafers beleuchtet. In vielen Kulturen rund um den Globus ist Hafer seit Jahrhunderten ein Grundnahrungsmittel. Die hier präsentierten Rezepte sind ein Spiegel dieser kulturellen Vielfalt und zeigen, dass Hafer eine globale Zutat ist, die Menschen unabhängig von ihrer geografischen oder kulturellen Herkunft verbindet.

Zusätzlich haben wir uns darauf konzentriert, wie Hafer in der modernen Küche verwendet werden kann, um den Herausforderungen des heutigen Lebensstils zu begegnen. In einer Welt, in der Zeit oft knapp ist, bieten Haferspeisen eine schnelle, aber nahrhafte Lösung für Mahlzeiten zu jeder Tageszeit. Die Rezepte sind so gestaltet, dass sie mit minimalem Aufwand maximalen Geschmack und gesundheitliche Vorteile bieten.

In dieser Schlussfolgerung möchte ich betonen, dass die Integration von Hafer in Ihre Ernährung nicht nur eine kulinarische Entscheidung ist, sondern auch eine Wahl für ein gesünderes Leben. Die wissenschaftlich nachgewiesenen Vorteile von Hafer, wie die Senkung des Cholesterinspiegels und die Verbesserung der Herzgesundheit, machen ihn zu einem wertvollen Bestandteil jeder Diät.

Die Rezepte in diesem Buch sind mehr als nur Anleitungen zur Zubereitung von Speisen. Sie sind Teil eines umfassenderen Dialogs über Gesundheit, Wohlbefinden und die Zukunft unserer Ernährung. Sie laden jeden Leser ein, nicht nur Küchenchef, sondern auch ein informierter Konsument und ein Verfechter für Nachhaltigkeit zu sein.

Abschließend ist zu sagen, dass die Wiederentdeckung von Hafer und seine kreative Anwendung in der Küche ein aufregendes und lohnendes Unterfangen ist. Jedes Rezept in diesem Buch ist ein Baustein für ein gesünderes Leben, das leicht zugänglich und praktisch umsetzbar ist. Es ist mein Wunsch, dass dieses Buch nicht nur in Ihrer Küche einen Ehrenplatz findet, sondern auch in Ihrem täglichen Leben, indem es Sie inspiriert, bewusster und gesünder zu leben.

DON'T FORGET YOUR FREE BONUS

SCAN THE QR CODE BELOW

OR COPY AND PASTE THE LINK BELOW

https://bit.ly/3VFdSTq